Margit Müller-Frahling

Vital sein – aktiv bleiben

Schüßler-Salze

für Bewegung und Fitness

LINGEN

Inhalt

Wichtiger Hinweis: Störungen, die plötzliche und heftige Beschwerden verursachen oder anhalten und psychische Erkrankungen müssen medizinisch abgeklärt und fachkundig begleitet werden! Suchen Sie auf jeden Fall auch im Zweifel Ihren Arzt oder Heilpraktiker auf.

Geleitwort

„Bewegung ist Leben“, ein uraltes, nicht nur osteopathisches Sprichwort! Wie wichtig Bewegung für die Gesundheit des Menschen ist, könnte nicht besser beschrieben werden.

Die besondere Rolle, die Bewegung für den menschlichen Körper spielt, drückt sich in der osteopathischen Medizin z.B. in den kleinsten Funktionsstörungen aus wie Wirbelgelenksblockaden, die sich häufig ohne therapeutisches Dazutun mobilisieren lassen.

Verminderte Bewegung und Beweglichkeit haben weitreichende negative Folgen für den Körper, aber auch für Geist und Seele. Deswegen muss Bewegungsmangel immer in einem größeren Zusammenhang gesehen werden. Wer sich nicht ausreichend bewegt, neigt zu Adipositas (Übergewicht) und dadurch entstehen nicht nur Dysfunktionen des Körpers, sondern auch vermehrt negative Gefühle bis hin zu ernsthaften Depressionen.

Um Menschen bei ihrer Heilung zu unterstützen, ist eine ganzheitliche Sicht enorm wichtig. Deswegen findet eine immer größer werdende enge Kooperation zwischen Ärzten, Heilpraktikern, Homöopathen, Physiotherapeuten, Ernährungsberatern und Psychologen statt. Gerade ergänzende Verfahren wie z.B. Akupunktur, Homöopathie und die Biochemie nach Dr. Schüßler leisten dabei einen wichtigen Beitrag. Sie mobilisieren körpereigene Kräfte und tragen entscheidend zur ganzheitlichen Heilung von Körper, Geist und Seele bei.

Ich möchte darauf hinweisen, dass es keine 100%ige Lösung für jegliche Beschwerden geben kann. Das therapeutische Konzept kann immer nur eingebettet sein in einem interdisziplinären Gesamtzusammenhang und hier sind die passenden Bausteine das Wichtigste!

Die Lektüre dieses Buches, da bin ich mir ganz sicher, leistet einen wichtigen Beitrag beim Einstieg in die Materie der ganzheitlichen Heilung. Sie werden durch die Autorin motiviert, neue Wege zu gehen und sich dabei möglichst viel zu bewegen!

Ich wünsche Ihnen ganz viel Spaß dabei!

Dr. med. Ulf Schröder
Facharzt für Orthopädie und Unfallchirurgie
Zertifizierter Osteopath nach BAO

Vorwort

Liebe Leserinnen und Leser,

in meinen Vorträgen und Seminaren erlebe ich immer wieder einen Lacherfolg, wenn ich bei der Vorstellung des Schüßler-Salz' Nr. 8 Natrium chloratum sage: „Wenn's kracht, Nr. 8!"

Viele Menschen kennen das unangenehm knirschende Geräusch beim Drehen des Halses oder das Knacken beim Versuch, die Knie zu beugen. Weniger bekannt ist, dass das Knacken und Knirschen ein Zeichen für die mangelnde Regeneration der Knorpel ist und für uns in der Biochemie nach Dr. Schüßler ein deutliches Zeichen für den Bedarf am Schüßler-Salz Nr. 8. Mit diesem Buch sollen die Möglichkeiten der Schüßler-Salze für mehr Beweglichkeit einem breitem Publikum zugänglich werden. Schließlich sind die Anwendungen der Schüßler-Salze bei Beschwerden des Bewegungsapparates besonders erfolgreich und werden in zahlreichen Erfahrungsberichten, die ich in meinem Institut sammle, dokumentiert.

Beweglichkeit und Fitness bis ins hohe Lebensalter sind wesentlich für unsere Lebensqualität. Auch bei älteren Menschen können Knorpel- und Knochengewebe regenerieren. Dieser Prozess kann unterschiedlich lange dauern und braucht Geduld. Oft stellen sich die entscheidenden positiven Veränderungen nach drei, manchmal nach bis zu neun Monaten ein. Wenn Sie bereit sind, Veränderungen mutig anzugehen, können die Schüßler-Salze wertvolle Begleiter auf diesem Weg werden.

Ich danke Beatrix Schulte, mit der dieses Buch möglich wurde und dem Lingen Verlag, der unsere Schüßler-Buch-Reihe hiermit um einen wertvollen Ratgeber erweitert. Mein Dank gilt auch Jo Marty, mit dem ich gegenseitig Materialien zum Thema ausgetauscht und entwickelt habe.

Schreiben Sie mir, welche Erfahrungen Sie machen. Nutzen Sie unsere Beraterdatenbank auf der Internetseite, wenn Sie persönliche Hinweise bekommen möchten.

Ihnen, liebe Leserinnen und Leser, wünsche ich viel Erfolg bei der Anwendung der Schüßler-Salze.

Ihre Margit Müller-Frahling

Sundern, im Januar 2015

Einleitung

Bewegung ist gesund – das ist allgemein bekannt. Weniger bekannt ist, dass Bewegung wichtig ist für die Aufnahme und Verwertung von Mineralstoffen. Noch weniger bekannt ist, dass ohne Mineralstoffe, beziehungsweise Mineralstoff-Ionen, keine Bewegung möglich ist. Über zweitausend Funktionsabläufe pro Sekunde sind im Organismus auf die Anwesenheit der notwendigen Mineralstoff-Ionen angewiesen. Verständlich, dass schon ein geringer Mangel, ein geringes Ungleichgewicht im Mineralstoffhaushalt zu Störungen dieser hochsensiblen Abläufe führen kann. Die Schüßler-Salze als „Betriebsstoffe“ (Funktionsstoffe) können helfen, beweglich zu bleiben oder wieder zu werden. Sie können einerseits in der Prophylaxe angewandt werden bei besonderen Belastungen wie sportlichen Aktivitäten. Sie können andererseits bei bestehenden Bewegungseinschränkungen und Erkrankungen des Bewegungsapparates entlastend und stärkend wirken.

Leistungsfähig sein

Die Leistungsfähigkeit unseres Körpers ist abhängig von der Zufuhr verschiedenster Vitalstoffe wie Vitamine, Proteine, ungesättigte Fettsäuren und Kohlenhydrate. Normalerweise sollten die Vitalstoffe über eine ausgewogene Ernährung aufgenommen werden. Durch die „modernen“ Essgewohnheiten und den Wunsch, schnell verfügbare, einfach verwertbare Kost („Fast Food“) aufzunehmen, erleiden Menschen einen Mangel an Vitalstoffen. Auch die Aufnahme von Mineralstoffen deckt daher häufig nicht den notwendigen Bedarf. Es kommt zu Störungen und Dysbalancen im Mineralstoffhaushalt. Die Schüßler-Salze ersetzen keine Nahrung, aber sie helfen, Dysbalancen auszugleichen, die Verfügbarkeit der Mineralstoff-Ionen zu erhöhen und die Mineralstoffaufnahme aus der Nahrung zu optimieren.

Leistungsfähigkeit erhalten

Wir werden immer älter. Das ist eine gute Nachricht. Doch mit dem

Alter steigt auch die Zahl der Menschen, die wegen chronischer und akuter Erkrankungen Arzneimittel einnehmen. Viele ältere Menschen nehmen gleich eine ganze Reihe von Medikamenten ein. Im Durchschnitt nehmen 65-jährige und ältere Personen 2 bis 3, über 80-jährige 4 bis 6 verschiedene Arzneimittel ein. Schüßler-Salze können auch zusätzlich als so genanntes „Add-on" zu Medikamenten genommen werden. Bis heute wurden keine Kontraindikationen oder Nebenwirkungen bekannt. Sie sind daher eine ideale, sanfte Unterstützung bei chronischen Erkrankungen. Auf der Internetseite des Institutes für Biochemie nach Dr. Schüßler (www.institut-fuer-biochemie.de) finden Sie Adressen von kompetenten Beratern und Apotheken, die Ihnen bei der Suche nach dem richtigen Schüßler-Salz helfen können.

Die Lebenserwartung steigt

Was heißt schon „alt"? In Deutschland gelten Menschen laut einer Umfrage erst mit 76 Jahren als alt. Rund 120 Jahre alt wird der Mensch maximal. Lebensumstände und -stil entscheiden mit über die persönliche Lebensspanne.

Die Wahrscheinlichkeit, ein hohes Alter zu erreichen, steigt stetig: Die mittlere Lebenserwartung im Mittelalter lag noch zwischen 40 und 50 Jahren. Nach einer Berechnung des Statistischen Bundesamts werden Jungen, die im Jahr 2011 geboren wurden, im Schnitt 78 Jahre und 4 Monate alt, Mädchen 83 Jahre und 2 Monate. Seit Jahren steigt dieser Wert stetig, ein Ende des Aufwärts-Trends ist nicht in Sicht. Wissenschaftler gehen davon aus, dass die durchschnittliche Lebenszeit 2050 bei rund 90 Jahren liegen könnte.

Lebensstil = Grundlage der Lebensqualität

Gesunde Ernährung, körperliche Bewegung und geistige Anregung tragen ganz wesentlich dazu bei, gesund älter zu werden. Zahlreiche Studien belegen, dass der Lebensstil in erheblichem Maße die Art und Weise beeinflusst, in der wir altern. Durch vollwertiges und maßvolles Essen und Trinken sowie regelmäßige Bewegung wird das Krankheitsrisiko für zahlreiche Krankheiten wie Krebs, Herz-Kreislauferkrankungen, Demenz und Depression, Diabetes und Skeletterkrankungen deutlich reduziert. Zugleich wird das seelische Wohlbefinden gefördert.

In Bewegung bleiben

Fest steht allerdings auch: Nur jeder siebte Deutsche, der älter als 60 Jahre ist, bewegt sich regelmäßig. Das geht aus einer Forsa-Umfrage hervor. Überzeugte Bewegungsmuffel sollten wissen, dass sie zwischen dem 20. und 70. Lebensjahr 20 bis 40 Prozent ihrer Muskelkraft verlieren.

Du bist, was du isst

Wie wir uns ernähren, gewinnt zunehmend an Bedeutung. Wer zu viel, zu fett und zu kalorienreich isst, riskiert Diabetes, Bluthochdruck, Herzkrankheiten. Und vor allem Übergewicht, das mit zahlreichen Beschwerden und einer erhöhten Anfälligkeit für eine Vielzahl von Krankheiten einhergeht. Ein ausgewogener, vollwertiger Speiseplan mit regelmäßigen Mahlzeiten mit Obst und viel Gemüse, ausreichend Ballaststoffen, ungesättigten Fettsäuren und wenig tierischem Fett – das ist die Basis, die schon in jungen Jahren für ein überdauerndes körperliches Wohlbefinden gelegt wird.

Der Körper verändert sich

Die mit dem Alterungsprozess einhergehenden Veränderungen sollten dabei stets im Blick bleiben: Der tägliche Kalorienbedarf sinkt mit den Jahren, mit 75 Jahren ist er um ein Viertel geringer als mit 25. Wer da beharrlich bei seinen Essensportionen bleibt, wird zwangsläufig dicker – einer britischen Studie zufolge ab dem 25. Lebensjahr im Schnitt 600 g pro Jahr. Reichlich Flüssigkeit ist ebenfalls wichtig, um geistig und körperlich fit zu bleiben. 1,5 Liter am Tag sollten es schon sein, auch wenn das Durstempfinden mit den Jahren nachlässt.

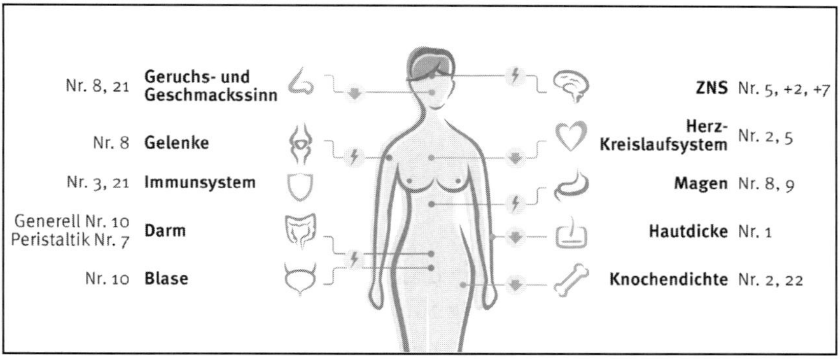

In der Grafik oben finden Sie Beispiele für mögliche Anwendungsgebiete.

Schüßler-Salze als Begleiter

Die Begleitung mit biochemischen Funktionsmitteln kann allgemein das Wohlbefinden und auch die Vitalität des älter werdenden Menschen stärken. Schüßler-Salze sind eine sanfte komplementärmedizinische Methode für die ganze Familie. Sie sind einfach anzuwenden, ohne Nebenwirkungen und können auch prophylaktisch eingenommen werden. Eine ideale Option für mehr Vitalität und Fitness bis ins hohe Alter.

Teil I: Die Schüßler-Salze

Gesunde Zellen – gesunder Körper!

Auf diese Erkenntnis lässt sich das Grundprinzip der Wirksamkeit der Mineralstoffe nach Dr. Schüßler zurückführen.
Mineralstoffe sind Voraussetzung für den Aufbau des Körpers und den Stoffwechsel. Sie wirken in jeder menschlichen Zelle. Ein Ungleichgewicht oder eine Minderversorgung des Mineralstoffhaushaltes einer Zelle kann zu weiteren Störungen und Krankheiten führen. Hier setzen die Schüßler-Salze an. Sie sollen die Aufnahme und Verwertung der Mineralstoffe unterstützen und somit die Zellgesundheit stärken.

Schüßler-Salze

- werden seit 140 Jahren erfolgreich angewendet.
- beeinträchtigen keine bestehenden Therapien.
- können bestehende Therapien unterstützen.
- können als Kuren angewendet werden.
- steigern die Lebensqualität.
- stärken die Organfunktionen.
- fördern die Beweglichkeit.
- unterstützen eine gesunde Ernährung.

Was sind Schüßler-Salze?

Schüßler-Salze sind Mineralstoffverbindungen (= Salze), die durch Verreibungsschritte ihre spezifische Vereinzelung und Verdünnung erhalten. Sie sind nach ihrem Erfinder und Entdecker Dr. Wilhelm Heinrich Schüßler (1821–1898) benannt, der in Oldenburg als engagierter Arzt und Forscher tätig war. Schüßler setzte sich mit der zu seiner Zeit hochaktuellen Zellenlehre des Berliner Pathologen Rudolf Virchow (1821–1902) und den Erkenntnissen über die lebensnotwendige Bedeutung der Mineralstoffe auseinander. Virchows Kernsatz lautete: „Das Wesen der Krankheit ist die pathogen veränderte Zelle." Durch diese Erkenntnisse veränderte sich die Auffassung von Krankheit und Heilung. So kam Jacob Moleschott (1822–1893) zu der Schlussfolgerung: „Die Krankheit der Zelle entsteht durch den Verlust an anorganischen Salzen." Fasziniert nahm Schüßler diese Erkenntnisse auf und brachte sie in Zusammenhang mit seiner praktischen Tätigkeit als homöopathischer Arzt. Schüßler entwickelte daraus die Grundannahme seiner Theorie, dass eine ausreichende Versorgung der Zelle mit den fehlenden Mineralstoff-Ionen zur Gesundung der Zelle und damit des Körpers führen müsste. Schüßler nahm nur Mineralstoffverbindungen als Funktionsmittel in seiner Heilweise auf, deren Vorhandensein und Funktionen in Zellen und Gewebe eindeutig nachgewiesen wurde.

Welche besondere Qualität haben Schüßler-Salze?

Mineralstoffe haben im Körper Funktionen als Baustoffe und als Betriebsstoffe. Schüßler selbst sagte über die Mineralstoffe: „Baumaterial sind sie durch ihre Masse, Functionsmittel durch ihre Qualität." Mineralstoffe sind beispielsweise voraussetzend für den Aufbau des Körpers und den Stoffwechsel. Sie müssen in ausreichender Menge (= Quantität) aufgenommen werden und sie müssen in der entsprechenden Qualität als Mineralstoff-Ionen zur Verfügung stehen. Beispielsweise kommt ein Großteil des Calciums, immerhin durchschnittlich ein Kilogramm bei einem erwachsenen Menschen, in den Knochen und Zähnen als Calciumphosphat gebunden vor. Calcium-Ionen wiederum spielen eine wichtige Rolle als Faktor bei der Blutgerinnung. Wer durch eine unzureichende Ernährung Mangel an Mineralstoffen erleidet, die als Baustoff (= Quantität) im Körper vorhanden sein müssen, kann diese nicht mit den Mineralstoffen nach

Dr. Schüßler ausgleichen. Ein Gramm Calcium wird von der Deutschen Gesellschaft für Ernährung (DGE) zur täglichen Aufnahme empfohlen. In der Verdünnung, die der D 6 vom Schüßler-Salz Nr. 2 Calcium phosphoricum entspricht, kommt eine Tonne Milchzucker auf ein Gramm Ausgangsmineralstoff. Schüßler-Salze sind Betriebsstoffe, die durch ihre spezifische Zubereitung die Qualität bieten, die für die Aufnahme notwendig ist. Sie zielen auf den Ausgleich der Mineralstoff-Ionen innerhalb und außerhalb der Zelle und regulieren hierüber den Mineralstoffhaushalt.

These: Schüßler-Salze bringen ein Ordnungsprinzip in den „chaotischen“ Ablauf unseres Körpers. Die Biochemie nach Dr. Schüßler ist eine ORDNUNGSTHERAPIE.

Die folgenden Gedanken basieren wesentlich auf den Arbeiten des Physikers Ulrich Warnke („Quantenphilosophie“).
Wir und alle andere Materie bestehen zu mehr als 99,999999999 % aus masseleerem „Vakuum“. 0,000000001 % unseres Körpervolumens ist Masse. Nach dem Tod verliert sie ihre Bindungskräfte, bis sie wieder zu dem wird, was ihr Ausgangszustand war – Sternenstaub als freie Elektronen und Atome.
Im masselosen Raum – im Raum zwischen den Massen befinden sich ausschließlich potentielle Energien und Informationen. Sie sind Wahrscheinlichkeiten und werden deshalb als virtuell bezeichnet. Nur Elektronen, denen Sinn und Bedeutung, also eine Funktion zukommt, erweisen sich als Quelle von Ladung und Information von Kraft und Zeit. Positive Energie stellt Ordnung her und erschafft bei zufließender Information Form/Struktur/Gestalt.

Die biochemischen Funktionsmittel geben eine positive Ordnung vor, die dann wie ein Tropfen auf das Wasser fällt und ihre Kreise zieht. Stellen Sie sich einen Kiosk vor, an dem viele Menschen etwas gleichzeitig kaufen wollen. Stehen bereits mehrere Menschen in der Schlange, werden sich die nachfolgenden ebenfalls anstellen. Steht ein Knäuel an Menschen vor dem Kiosk werden sich die nachfolgenden ebenfalls irgendwie in die Masse einreihen.

Schüßler-Salze sind durch ihre spezifische Zubereitung direkt als Mineralstoffverbindung über die Mundschleimhaut aufnehmbar – bioverfügbar. Durch die Verreibung werden die komplexen Verbindungen der Mineralstoffe förmlich zersprengt. Hierbei geht es NICHT darum, eine bestimmte Menge an Mineralstoff zuzuführen, sondern ausschließlich um die spezifische Mineralstoffverbindung und die Qualität der Zubereitung, die die unmittelbare Aufnahme und das „Erkennen“ im Körper ermöglicht.

Welche Darreichungsformen der Schüßler-Salze gibt es?
Die biochemischen Funktionsmittel werden als Pulver (Trituration), Tabletten oder als alkoholische Lösung (Dilution) angeboten. Die häufigste Einnahmeform ist wegen der praktischen Dosierung die Tablettenform. Mineralstofftabletten nach Dr. Schüßler sind apothekenpflichtige Arzneimittel, die nach den Vorgaben des homöopathischen Arzneibuchs (HAB) hergestellt werden und daher nur in Apotheken erhältlich sind. Trägerstoff der Tabletten ist nach dem HAB immer Laktose (Milchzucker).
Die Anwendung in Form von Globuli hat sich in der Biochemie nach Dr. Schüßler nicht bewährt, da die Wahrscheinlichkeit einer erfolgreichen biochemischen Anwendung zu gering ist. Auf die Globuli (= Zuckerkügelchen) werden nur Spuren der alkoholischen Lösung aufgebracht. Um die Menge an Wirkstoff einer biochemischen Tablette zu verabreichen, müssten tausende Globuli in einer Gabe verabreicht werden.

Welche Grenzen hat die Anwendung der Schüßler-Salze?
Die Mineralstoffe nach Dr. Schüßler sind ideale, nebenwirkungsfreie Helfer in der Prophylaxe und bei alltäglichen Beschwerden. Sie ersetzen natürlich nicht notfallmedizinische Versorgung und therapeutisch notwendige Begleitung bei schweren Erkrankungen. Bei Zweifeln sollte Rücksprache mit der Ärztin oder dem Arzt gehalten werden.

Die Schüßler-Salze können allerdings immer unterstützend und begleitend genutzt werden. Sie wirken nicht gegen allopathische oder beispielsweise homöopathische Medikamente und beeinträchtigen auch keine anderen Heilverfahren wie zum Beispiel die Akupunktur. Im Gegenteil: Die Mineralstoffe nach Dr. Schüßler stärken direkt die Lebenskraft des betroffenen Menschen und unterstützen damit die Fähigkeit, auf Impulse oder Reize reagieren zu können.

Teil II: Die Schüßler-Salze für Bewegung und Fitness

In den folgenden Übersichten werden die 12 biochemischen Funktionsmittel (= Basissalze) nach Dr. Schüßler, ihre Funktionen und Anwendungen skizziert.

Nr. 1 Calcium fluoratum (D 12)

Körperliche Ebene:

- ⇨ reguliert die **Elastizität der Gewebe** und unterstützt deren Fähigkeit, sich zu dehnen und wieder zusammenzuziehen.
- ⇨ **stärkt die Haut** bei regelmäßiger Anwendung und auch eine aufrechte **Körperhaltung**.
- ⇨ unterstützt die **Bindung des Hornstoffs** (Keratin).
- ⇨ wichtig für den **Aufbau der Haare, Nägel, der Oberschicht der Haut**.
- ⇨ kräftigt **Gefäßwände**.
- ⇨ stabilisiert und stärkt die **Knochen und Zähne**.

Die prophylaktische Anwendung unterstützt einen festen, elastischen Körperbau und den gesunden Aufbau des Zahnschmelzes.

Besonderheit:

Außer in akuten Situationen, z.B. Bänderdehnungen – über einen längeren Zeitraum anwenden, der mehrere Monate umfasst. Gute Unterstützung bietet die äußerliche Anwendung von Calcium fluoratum in Form von Auflagen, Bädern, Salben, Cremes, Lotionen.

Seelische und mentale Ebene:

- unterstützt bei Überspanntheit, Unruhe, Schwindel, Vergesslichkeit
- fördert die innere Stabilität für die eigenen Belange
- hilft, sich in Bezug auf die Belange anderer abzugrenzen
- unterstützt Flexibilität in Hinsicht auf neue Lebenssituationen

- fördert Halt und Rückgrat
- hilft, authentisch und klar zu agieren
- fördert die Aufrichtigkeit sich selbst und anderen gegenüber
- öffnet den Raum für das eigene Sein und deren Entwicklung

Spezielle äußerliche Anwendungen:
verkürzte, gedehnte, gerissene, geschwächte Bänder, Krampfadern, Skoliose, Fußgewölbe, Hämorrhoiden, Hornhaut, Schrunden, Gewebsverhärtungen, Narbengewebe, verhärtete Drüsen, schlaffe Haut

Diese Lebensmittel sind reich an Calcium fluoratum:
Birne, dicke Bohnen, Endiviensalat, Leinsamen, Rote Bete, Sesamsamen, Weichkäse, Brokkoli, Brombeeren, Blattspinat, Mangold, Grünkohl, Zuckererbsen, Kichererbsen, Mandeln, Steinpilze, Hefeflocken, Buttermilch, Parmesan, Mozzarella, Matjeshering, Roggenvollkornbrot

Nr. 2 Calcium phosphoricum (D 6)

Körperliche Ebene:

⇨ spielt bei allen **Aufbauvorgängen im Körper** eine wesentliche Rolle. Nach Erkrankungen unterstützt Calcium phosphoricum die Ausheilung und Regeneration.

⇨ unterstützt den **Aufbau von Knochen und Zähnen**. In der Biochemie nach Dr. Schüßler gilt Calcium phosphoricum als Hauptmittel bei Osteoporose.

⇨ **blutbildendes Mittel**, allgemein voraussetzend für den Zellaufbau.

⇨ Bindemittel für den organischen **Aufbau des Eiweißes**. Wenn Eiweiße möglicherweise nicht mehr im Körper ausreichend verarbeitet werden, kommt es zu einer Anschwemmung mit Eiweißflocken, der so genannten „Eiweißdickleibigkeit“ (s.a. Nr. 4 Kalium chloratum).

⇨ Betriebsstoff der **willkürlichen Muskulatur** und Hauptmittel bei Muskelkrämpfen.

Besonderheit:

Die Leidenschaft für Pikantes, Ketchup, Geräuchertes, Senf, Lakritz zeigt einen hohen Bedarf des Körpers an Calcium phosphoricum an!

Seelische und mentale Ebene:

- unterstützt bei Sorgen um Existenz oder Gesundheit, Ängsten, leichter Erregbarkeit, Festhalten an bereits Bestehendem
- fördert innere Substanz und Kraft
- hilft bei der Übernahme von Verantwortung für sich und sein Leben
- begleitet bei der Einwilligung in sein Leben, seine Person und sein Schicksal
- fördert das Angenommensein und macht stark und sicher
- hilft, die Herausforderungen jeder Lebensphase mutig anzunehmen

Spezielle äußerliche Anwendungen:

Osteoporose, Wadenkrämpfe, Wachstumsschmerzen, Knochenbrüche, Schmerzen nach alten Knochenbrüchen, schwache Knochen, Creme: Nackenverspannungen (Breiauflage, Creme), Muskelkrämpfe + 7 (Creme und abends Bad), Muskelverspannungen allgemein

Diese Lebensmittel sind reich an Calcium phosphoricum:

Bananen, Brokkoli, Kartoffeln, Naturreis, Buttermilch, Joghurt, Parmesan, frische Sojabohnen, Krabben, Leinsamen, Spinat, Weizenkeime, -kleie, Linsen, Kichererbsen, Kürbiskerne, Sprossen

Nr. 3 Ferrum phosphoricum (D 12)

Körperliche Ebene:

⇨ ist das **Hauptmittel zur Anregung des Stoffwechsels**. Ferrum phosphoricum unterstützt den Transport von Sauerstoff im Körper, aber auch den Transport anderer wesentlicher Stoffe. Dringen beispielsweise Krankheitserreger in den Körper ein, müssen Abwehrstoffe mobilisiert und transportiert werden.

⇨ das notwendige Funktionsmittel für das **erste Stadium einer Krankheit**. Zur Stärkung der Abwehrkräfte kann Ferrum phosphoricum vorbeugend gegeben werden.

⇨ wichtig für die **Energiegewinnung der Zelle**. Bei muskulären Beanspruchungen lässt sich Muskelkater mit der vorbeugenden Einnahme von Ferrum phosphoricum verhüten.

Seelische und mentale Ebene:

- unterstützt bei permanenter Reibung, Überempfindlichkeit, vorschnellem Handeln und zu großer Aktivität oder Passivität
- hilft, sich mutig mit sich selbst und der Umwelt auseinanderzusetzen
- fördert die Kenntnis der eigenen Werte und deren Umsetzung ins Leben
- unterstützt dabei, Veränderungen anzugehen
- hilft, aktiv Entscheidungen zu treffen, die anstehen
- fördert die eigene Kritikfähigkeit und inneres Wachstum

Spezielle äußerliche Anwendungen:

Verletzungen, Entzündungen, Zerrungen, Prellungen, Rötungen allgemein, Schmerzen, Verbrennungen + Nr. 8

Diese Lebensmittel sind reich an Ferrum phosphoricum:

Rote Bete, Bierhefe, Gartenkresse, Hirse, Kürbiskerne, Muscheln, Roggen, Soja, Wildfleisch, dicke Bohnen, Weizenkeime, Pilze, Leber, Leinsamen, Pistazienkerne, Paprikaschoten, Rotkohl, Pflaumen, Zucchini

Nr. 4 Kalium chloratum (D 6)

Körperliche Ebene:

⇨ biochemisches Funktionsmittel der Drüsen. Die Tätigkeit vieler **Drüsen**, beispielsweise der Verdauungsdrüsen und der Talgdrüsen, kann unterstützt werden.

⇨ bedeutsam für die **Ausscheidung chemischer Gifte**. Viele chemische Gifte werden über die Haut aufgenommen, z.B. über Kosmetika, Haarfarbe. Mit Achtsamkeit können viele Belastungen dieser Art gemieden werden.

⇨ das biochemische Hauptmittel im **zweiten Stadium einer Erkrankung**, wenn eine Entzündung beginnt, sich im Körper auszubreiten. Ausreichende Gaben von Kalium chloratum sollen verhindern helfen, dass sich die Krankheit im Körper festsetzt und womöglich chronisch wird.

⇨ unterstützt den **Eiweißstoffwechsel** und bindet Faserproteine im Körper. Ein Defizit ist erkennbar an Hautgrieß oder weißen, weiß-grauen Ausscheidungen. Wenn das zugeführte Eiweiß im Körper nicht mehr verarbeitet werden kann, wird Eiweiß im Gewebe abgelagert. Das Gewebe fühlt sich straff und fest an und erscheint hell.

Besonderheit:

Elektromagnetische Belastungen, Alkoholkonsum und große Mengen von Milchprodukten erhöhen den Bedarf an Kalium chloratum.

Seelische und mentale Ebene:

- unterstützt bei Gefühl der Leere, Kälte, Hysterie oder Unruhe
- hilft dabei, Gefühle bewusst wahr- und anzunehmen
- führt zu einem authentischen Umgang mit Gefühlen
- hilft eine Nähe zu sich selbst aufzubauen
- unterstützt stimmiges Handeln in Verbindung mit eigenen Gefühlen

Spezielle äußerliche Anwendungen:

Schilddrüse, Hautgrieß, Besenreiser, Couperose, Krampfadern, Verklebungen, Warzen + Nr. 10

Diese Lebensmittel sind reich an Kalium chloratum:

Banane, Melone, Gartenkresse, Hafer, Kohlrabi, Kartoffeln, Spinat, Sellerie, Kokosnuss, Datteln, Lauch, Möhren, weißer Rettich, Gurke, Linsen, Weizenkleie

Nr. 5 Kalium phosphoricum (D 6)

Körperliche Ebene:

- ⇨ wichtiges **Funktionsmittel für Gehirn und Nerven**, da es einen Bezug zum Aufbau des Lecithins im Körper hat. Starke nervliche und geistige Belastungen, zum Beispiel Prüfungssituationen, erhöhen den Bedarf an Kalium phosphoricum.
- ⇨ bringt **frische Kraft** bei Erschöpfungszuständen seelischer und körperlicher Art, Gedächtnis- oder Muskelschwäche.
- ⇨ bei **gedrückter und niedergeschlagener Stimmung**, da sie sich den alltäglichen Anforderungen nicht mehr gewachsen fühlen. Mit Kalium phosphoricum kann eine risikolose Unterstützung in der Prophylaxe und Begleitung von depressiven Stimmungen gegeben werden.
- ⇨ das **biochemische Antiseptikum**. Es hilft, Fäulnis- und Ermüdungsgifte im Körper zu tilgen. Unangenehmer **Mundgeruch** ist ein deutliches Zeichen für einen hohen Bedarf.
- ⇨ wirkt **anregend** und wird daher vorzugsweise tagsüber genutzt. Allerdings kann Kalium phosphoricum bei Menschen, die abends vor Sorgen und Gedanken nicht einschlafen können, eine ausgleichende und damit Schlaf fördernde Wirkung erzielen.

Seelische und mentale Ebene:

- unterstützt bei depressiver Verstimmung, Erschöpfung, Überforderung, Burnout, Energielosigkeit
- fördert aktives und kraftvolles, zielgerichtetes Handeln
- unterstützt dabei, mit Anforderungen angemessen umzugehen
- motiviert zu neuen Sichtweisen
- weckt die Freude am Leben
- hilft, die Herausforderungen des Lebens positiv anzunehmen

Spezielle äußerliche Anwendungen:

Erschöpfungen der Muskeln, Krämpfe, Lähmungsgefühle, geschädigte Nerven, Wunden

Diese Lebensmittel sind reich an Kalium phosphoricum:
Nüsse, Studentenfutter, frisches Getreide, Artischocke, Sonnenblumenkerne, Sesamsamen, Zuckermais, Meeresfische

Nr. 6 Kalium sulfuricum (D 6)

Körperliche Ebene:

⇨ wichtig für die **Sauerstoffübertragung in die Zelle** und damit für die Zellerneuerung. Bei einem Defizit an diesem Mineralstoff entsteht ein großes Verlangen nach frischer Luft.

⇨ das **Mittel des dritten Entzündungsstadiums** und somit das Folgemittel von Nr. 4 Kalium chloratum. In diesem Stadium droht die Krankheit in ein chronisches Stadium überzugehen.

⇨ beteiligt an der **Pigmentierung der Oberhaut** und bei gelblich-klebrigen Abschuppungen erforderlich.

⇨ **Betriebsstoff der Bauchspeicheldrüse**. Unterstützt die Produktion der Verdauungssäfte und des Insulin in den Langerhansschen Inseln.

⇨ unterstützt die **Entgiftungsleistung der Leber** und ist zuständig für den Abtransport belastender Stoffe aus der Zelle, die der Körper in seiner Not dort deponieren musste.

Wichtig:

Bei der Einnahme von Kalium sulfuricum ist zu berücksichtigen, dass unter den heutigen Belastungen die meisten Menschen derartige Deponien angehäuft haben, die jetzt unter der Einnahme von Kalium sulfuricum wieder abgebaut werden können. Um die belastenden Stoffe aus dem Körper ausscheiden zu können, bedarf es der Unterstützung mit Nr.10 Natrium sulfuricum.

Seelische und mentale Ebene:

- unterstützt bei Ärger, Missmut und einer negativen Grundhaltung
- fördert Ehrlichkeit und Klarheit sich selbst und anderen gegenüber

- hilft, die eigenen Bedürfnisse zu benennen und einzufordern
- klärt seelische Verletzungen auf und hilft sie abzubauen

Spezielle äußerliche Anwendungen:
Muskelkater, Pigmentflecken, Pigmentierungsstörungen allgemein, gelbliche Schuppen auf der Haut

Diese Lebensmittel sind reich an Kalium sulfuricum:
pflanzliche Eiweiße (Bohnen, Linsen, Erbsen), Roggen, Hafer, Gerste, Dinkel, Weizen, Brokkoli, Apfel, Sesamsamen, Weichkäse, Leinsamen

Nr. 7 Magnesium phosphoricum (D 6)

Körperliche Ebene:

⇨ großes Nervenmittel, steuert das **vegetative Nervensystem**. Es unterstützt den **Energiehaushalt** und entlastet somit den übermäßigen Verbrauch an Vitalstoffen im Stoffwechsel.

⇨ unterstützt **unwillkürliche Funktionen im Körper**: die peristaltische Tätigkeit des Darms, die Drüsentätigkeit, die Gebärmutter, das Herz und die Fließfähigkeit der Lymphe.

⇨ ist Bestandteil der **Knochenhüllen** und besonders für Kinder im Wachstum bedeutsam.

⇨ ist durch seine **entspannende Wirkung** ein „biochemisches Schlafmittel“, aber auch bewährt in der Anwendung durch die so genannten „Morgenmuffel“. Auch das „Lampenfieber“ vor aufregenden Ereignissen oder das „Kloßgefühl“ im Hals verweisen auf einen Bedarf an Magnesium phosphoricum.

Der Hunger auf Schokolade ist ein deutliches Zeichen für ein Defizit an Magnesium phosphoricum! Auch starker Kaffee- und Nikotingenuss verweisen auf hohe Anspannung und damit auf den Bedarf an diesem Mineralstoff.

Die „heiße Sieben“
Magnesium phosphoricum ist das einzige Schüßler-Salz, das in aufgelöstem heißen Wasser eine besondere Funktion ausübt: durch den (kurzen) Abkochvorgang werden zunächst die Gase aus dem Wasser getrieben. In Verbindung mit 7–10 Tabletten Magnesium phosphoricum entsteht nun eine Lösung, die den Körper unterstützt, Fäulnisgase aus dem Darm auszutreiben. Gleichzeitig wird die Entkrampfung und Entspannung unterstützt.
Aufgrund der schnell eintretenden und wohltuenden Wirkung der „heißen 7“ eignet sich diese Art der Einnahme auch bei allen Schmerzen, die plötzlich krampfartig, blitzartig schießend, bohrend oder stechend sind.

Seelische und mentale Ebene:
- unterstützt bei Anspannung, Stress, Trägheit, nervlicher Erregung, Angstzuständen
- hilft, sich selbst anzuerkennen, zu würdigen und zu achten
- unterstützt bei der Versöhnung mit sich selbst
- öffnet den Blick auf die eigenen Stärken und Schwächen
- führt zu Gelassenheit und Entspannung

Spezielle äußerliche Anwendungen:
nervösem Jucken der Haut (auch als Bad), Blähungen, Menstruationsbeschwerden, Schlafstörungen, Verspannungskopfschmerz, Lampenfieber

Diese Lebensmittel sind reich an Magnesium phosphoricum:
Amarant, Haferflocken, Sojabohnen, grüne Bohnen, dicke Bohnen, Leinsamen, Sellerie, Grünkern, Weizenkleie, Nüsse, Mais, Knoblauch, ungeschälter Reis, Datteln, Kohlrabi, Lauch, Möhren, Rote Bete, Kürbiskerne

Nr. 8 Natrium chloratum (D 6)

Körperliche Ebene:
⇨ reguliert den **Flüssigkeitshaushalt** und damit den Wasserhaushalt.

Viel oder im Gegenteil wenig Durst sind Zeichen eines Bedarfs an Natrium chloratum.

⇨ wichtig für die **Bildung neuer Zellen** und deshalb in Verbindung mit Nr. 2 Calcium phosphoricum und Nr. 5 Kalium phosphoricum gewebeaufbauend.

⇨ wesentliches Funktionsmittel zur **Ausscheidung biologischer und metallischer Gifte** (Amalgam!).

⇨ unterstützt den Stoffwechsel **nicht oder kaum durchbluteter Gewebe** wie beispielsweise Bänder, Sehnen, Knorpel.

⇨ **Schleimstoff** wird gebunden, sodass ein Defizit zu einem Austritt von wasserhellen, klaren Schleim führen kann. Bei Allergien ist Natrium chloratum das wesentliche biochemische Funktionsmittel.

⇨ reguliert im **Magen** die Bildung von Salzsäure. Ein brennendes Gefühl im „Schlund“ zeigt den Bedarf an Natrium chloratum an.

Seelische und mentale Ebene:

- unterstützt bei Ungeduld und innerem Druck, anderen gefallen zu wollen
- hilft, starre Idealvorstellungen zu durchbrechen und wieder in Bewegung zu kommen
- unterstützt dabei, eigene Bedürfnisse zu erkennen und diese dem anderen zu vermitteln
- hilft, zu sich selbst zu stehen, wie man ist
- vermittelt Gelassenheit, um den anstehenden Veränderungen Raum und Zeit zu geben

Spezielle äußerliche Anwendungen:

Arthrose, Bandscheibenprobleme, Gelenke, geschwollenes Knie, Sehnen und Bänder, Gicht + Nr. 3

Diese Lebensmittel sind reich an Natrium chloratum:

Leinsamen, Mangold, Mineralwasser, Brennnessel, Kürbiskerne, grüne Oliven, Fenchel, Staudensellerie, dicke Bohnen, Radieschen, Löwenzahnblätter, Zuckermais, Pfifferling, Kopfsalat, Feldsalat, Gurke

Nr. 9 Natrium phosphoricum (D 6)

Körperliche Ebene:

⇨ ist eine **basische Mineralstoffverbindung**, die Säuren abbaut. Sie entlastet den Körper im Falle einer **Übersäuerung**.
⇨ ist Bestandteil der **Nervenbahnen**, wichtig für ein belastbares Nervensystem.
⇨ reguliert den **Fettstoffwechsel**. Ein Defizit an Natrium phosphoricum kann sich daher in der Ausscheidung von Fetten (fettige Haut, Haare, Mitesser) äußern.

Besonderheit:

Heißhunger auf Süßigkeiten und fette Speisen sind Signale einer Übersäuerung und verweisen auf den Bedarf an Natrium phosphoricum!

Seelische und mentale Ebene:

- unterstützt bei Gereiztheit, sich innerlich „zerfressen" und anderen den eigenen Willen aufdrängen wollen
- hilft, weniger persönlich zu nehmen und „sauer" zu reagieren
- führt zu mehr Ausgeglichenheit und innerem Frieden
- befähigt zum So-Sein-Lassen des anderen

Spezielle äußerliche Anwendungen:

schwache Muskulatur, Marathon/Ausdauerleistung, Rheuma, Gelenkschmerzen, Pickel, Akne

Diese Lebensmittel sind reich an Natrium phosphoricum:

Rote Bete, Sellerie, Brennnessel, dicke Bohnen, grüne Bohnen, Möhren, Lauch, Kartoffeln, Rosenkohl, Rotkohl, Endiviensalat, Schwarze Johannisbeere

Nr. 10 Natrium sulfuricum (D 6)

Körperliche Ebene:

⇨ ist voraussetzend für die **Entgiftung und Ausscheidung von Stoffwechselprodukten**.

⇨ bewirkt die **Ausscheidung von Wasser** aus den Geweben. Im Falle eines Defizits können Schwellungen der Beine, Finger, Augenlider, Tränensäcke auftreten.

⇨ unterstützt den **Darm**. Sowohl bei Verstopfung als auch bei Durchfall ist es ein bewährtes Mittel.

⇨ reguliert die **Blasenentleerung**. Es hat sich bei Störungen wie Bettnässen, Harntröpfeln, Harnverhalten in der Anwendung bewährt.

⇨ nimmt Einfluss auf den **Depotzucker** und damit auf den Blutzuckerspiegel insgesamt. Es wird bei Diabetes Typ II zur Prophylaxe und Begleitung angewendet.

Seelische und mentale Ebene:

- unterstützt bei unbeherrschtem Verhalten und Aggression
- hilft, eigene Bedürfnisse wahrzunehmen ohne den Druck, sie mit Gewalt durchsetzen zu müssen
- wirkt ausgleichend im Alltag
- hilft, Gefühle anzunehmen und loszulassen
- ebnet den Weg für Vergebung und Verständnis

Spezielle äußerliche Anwendungen:

geschwollene Beine und Füße, als Kompresse bei geschwollenen Oberlidern +12, Warzen +4, Leberwickel

Diese Lebensmittel sind reich an Natrium sulfuricum:

Leinsamen, Weichkäse, Fenchel, Spinat, Petersilie, Muscheln, Sellerie, Gans, Bohnen, Sesamsamen, Äpfel

Nr. 11 Silicea (D 12)

Körperliche Ebene:

⇨ ist das Hauptmittel der **Bindegewebszellen** und voraussetzend für den Aufbau des Bindegewebes. Eine gute Versorgung mit Silicea verlangsamt die Faltenbildung.

⇨ gilt als biochemisches Schönheitselixier, weil dieser Mineralstoff ein wichtiger Baustein für die Haare und die Nägel ist.

⇨ ist wesentlich an der Neubildung von **Knochen** und **Knorpel** beteiligt.

⇨ ist ein wesentliches biochemisches **Nervenmittel** und hat sich in der Anwendung bei akuten Reizungen wie Ischias bewährt.

Besonderheit:

Die innere Einnahme von Silicea erfordert viel Geduld und sollte – wo möglich – durch äußere Anwendungen des Mineralstoffs unterstützt werden.

Achtung:

Silicea ist bedeutsam für den Abbau abgelagerter Säure im Körper. Die Einnahme von Silicea führt zur Lösung dieser Säuren und sollte daher in solchen Fällen mit Nr. 9 Natrium phosphoricum zum Abbau der Säuren begleitet werden. Ohne diese notwendige Ergänzung können bei einer auf Silicea begrenzten Einnahme schmerzhafte Reaktionen in den Gelenken oder der Muskulatur oder Übersäuerungsbeschwerden des Magens auftreten.

Seelische und mentale Ebene:

- unterstützt bei schwachen Nerven, nervöser Schlaflosigkeit, Harmoniesucht
- befreit von dem Drang, alles richtig machen zu müssen
- unterstützt dabei, Veränderungsprozesse besonders im Alter anzunehmen
- hilft, wieder die Verbundenheit zur Außenwelt und anderen Menschen aufzubauen
- ebnet den Weg zu mehr Lebendigkeit in Beziehungen

Spezielle äußerliche Anwendungen:
Bruchfestigkeit, Belastungsfestigkeit des Gewebes, Muskelzuckungen Bluterguss, Ischias, Leistenbruch

Diese Lebensmittel sind reich an Silicea:
Zinnkraut, Hirse, Vollkorngetreide (besonders Hafer, Weizen, Roggen), Zwiebeln, Gerste, Leinsamen

Nr. 12 Calcium sulfuricum (D 6)

Körperliche Ebene:

⇨ ist das biochemische Funktionsmittel für die **Durchlässigkeit des Bindegewebes**. Der Zustand des Bindegewebes entscheidet darüber, wie die Zellen versorgt werden und wie Stoffwechselprodukte aus der Zelle abtransportiert werden.

⇨ hat sich bei Prozessen bewährt, die ins **Stocken** geraten sind.

⇨ ist das Generalmittel nach einem körperlichen oder seelischen **Schock**.

⇨ ist wichtig für den **Eiweißabbau** und wirkt Säure tilgend.

⇨ fördert die **Ausscheidung**.

Seelische und mentale Ebene:

- unterstützt in Schocksituationen
- hilft dabei, innere Blockaden aufzulösen
- hilft, die Umgebung wieder wahrzunehmen
- hilft, sich selbst und dem Leben wieder zu vertrauen
- gibt Mut, neue Wege zu gehen

Spezielle äußerliche Anwendungen:
Schock, Stagnation, Bindegewebe, Ablagerungen, keine Reaktionen auf Akupunktur o.ä., Stauungen, offene Beine

Diese Lebensmittel sind reich an Calcium sulfuricum:
Käse, auch Schafskäse, Leinsamen, Grünkohl, Petersilie, Kresse, Blattspinat, Erbsen, Sojabohnen, Brokkoli

Die Erweiterungsmittel der Biochemie nach Dr. Schüßler für Bewegung und Fitness

Die Erweiterungsmittel, die auch unter der Bezeichnung Ergänzungssalze bekannt sind, wurden erst im 20. Jahrhundert nach Schüßlers Tod (1898) von seinen Nachfolgern in die biochemische Heilweise eingeführt. In Deutschland werden mittlerweile bis zu 15 Erweiterungsmittel genutzt.

Sie sind tiefgreifend und vielseitig. Sie können angewandt werden, um die Wirkung der Basissalze, der 12 Schüßler-Salze, zu optimieren. Es kann auch eine gezielte Einzelanwendung sinnvoll sein. Insbesondere, wenn mit der Einnahme der 12 Mineralstoffe nach Dr. Schüßler keine Besserung der Störungen eintritt, sollte zusätzlich ein Erweiterungsmittel zur Anwendung kommen. Bei chronischen Störungen hat sich die Anwendung der Erweiterungsmittel sehr bewährt. Die sechste Dezimalpotenz kann als Regelpotenz für die Erweiterungsmittel empfohlen werden.

Im Unterschied zu den zwölf Mineralstoffen nach Dr. Schüßler werden bei den Ausgangsstoffen der Erweiterungsmittel auch Mineralstoffe verwandt, deren Essentialität im menschlichen Körper bis heute nicht nachgewiesen ist. Aufgrund der Spezifik der Erweiterungsmittel wird für die gezielte und insbesondere für die längere Anwendung eine fachkundige Beratung empfohlen.

Die folgenden Ausführungen und die Tabelle geben einen Überblick über Wirkungsbereiche und Anwendungen der Erweiterungsmittel.

Kurzübersicht der Erweiterungsmittel

Nr. 13 Kalium arsenicosum

Brennen, Brennschmerzen
wässrige, schwächende Durchfälle,
schwere Hautstörungen,
ausgedehnte Schwächezustände,
Angst, Furcht

Nr. 14 Kalium bromatum

Innere Unruhe,
Geräuschempfindlichkeit,
Blasenschwäche im Alter,
Gedächtnisschwäche,
vermehrter Speichelfluss

Nr. 15 Kalium jodatum

Ohrgeräusche, Kopfschmerzen
Pulsieren, Bluthochdruck,
gichtische-rheumatische
Gelenkschwellung, senile Reizbarkeit,
Weinerlichkeit, Altersschwäche

Nr. 16 Lithium chloratum

bei depressiven Verstimmungen,
Herzrasen, Herzstiche, Muskel- und
Gelenkerkrankungen, alle
Störungen im Urogenitalbereich,
Gicht

Nr. 17 Manganum sulfuricum

Arthrose, Osteoporose

Nr. 18 Calcium sulfuratum

Erschöpfung infolge starker
Übersäuerung, Reizbarkeit

Nr. 19 Cuprum arsenicosum
Chronische Krämpfe,
Hautstörungen, Gangrän,
Nierenstörungen

Nr. 20 Kalium aluminium sulf.
Befeuchtung aller Gewebe,
ausgeprägte Trockenheit
Gedächtnisschwäche

Nr. 21 Zincum chloratum
Chronische Schmerzen,
Entzündungen,
Unruhe in den Beinen,
Neuralgien

Nr. 22 Calcium carbonicum
alle Knochenprobleme,
Muskelerschlaffung

Nr. 23 Natrium bicarbonicum
Trägheit des Stoffwechsels
Diabetes, Gicht,
Harnsäurebildung

Nr. 24 Arsenum jodatum
Stockung/Stauung des
Lymphflusses,
Angstzustände, Allergien

Nr. 25 Aurum chloratum natronatum
Epiphyse, Rheuma,
Altersdepression,
Urogenitalbereich

Nr. 13 Kalium arsenicosum (D 6)

Kalium arsenicosum gilt als Stärkungsmittel bei Schwächezuständen und Abmagerung, weil es hilft, beschleunigte Stoffwechselprozesse zu verlangsamen. Es hat sich bewährt bei Magen- und Darmschmerzen, die mit Brechdurchfällen einhergehen oder wässrigen Durchfällen.
Bei schwer zu beeinflussenden Hautleiden, die mit anderen Mineralstoffen nach Dr. Schüßler keine Besserung erfahren, sollte Kalium arsenicosum hinzugenommen werden. Hierzu gehören Hautverdickungen, juckende Ekzeme, schuppende Hautausschläge, ätzende Entzündung der Schleimhäute, heftiger Juckreiz. Die Anwendung sollte zunächst auf maximal eine Woche begrenzt werden.
Besondere Anwendungen für Beweglichkeit und Fitness:
Akute Verschlechterungen rheumatischer Erkrankungen, Gelenkerkrankungen durch Psoriasis bedingt, Muskelschwäche, Knochenschmerzen

Nr. 14 Kalium bromatum (D 6)

Kalium bromatum ist das biochemische „Beruhigungsmittel", da es einen engen Bezug zum Nervensystem hat. Es kann in akuten Situationen, z.B. bei besonderen Aufregungen angewendet werden. Es unterstützt als Nervenmittel bei Unruhezuständen und Schlafstörungen, bei nervösen Beschwerden anderer Organe z.B. der Schilddrüse und des Auges (nervöse Sehstörungen). Bei regelmäßig wiederkehrenden Kopfschmerzen und Migräne kann dieses Mittel ergänzend hinzugenommen werden. Eine längere Anwendung als eine Woche sollte fachkundig beraten werden.
Besondere Anwendungen für Beweglichkeit und Fitness:
Gelenkentzündungen mit Schwellungen, Hornhautaffektionen, Hüftgelenksentzündung, Kniegelenksentzündung, Zehen, Entzündung am Ballen

Nr. 15 Kalium jodatum (D 6)

Kalium jodatum ist DAS Schilddrüsenmittel bei Störungen der Schilddrüse! Bei allen Schilddrüsenfunktionsstörungen hat dieses Funktionsmittel einen ausgleichenden Effekt. Es reguliert auch den Blutdruck, regt Stoffwechsel sowie Herz- und Gehirntätigkeit an und fördert so den Appetit und die Verdauung. Weitere Zeichen für einen Bedarf an Kalium jodatum sind: chronisches, krampfhaftes Räuspern, Druck am Hals, Schilddrüsenstörung, Kropf, hoher Blutdruck, Herzrasen.
Besondere Anwendungen für Beweglichkeit und Fitness:
Callusbildung, Füße: Schwellung durch Wasser, Jucken der Fußsohlen, Gelenkentzündung, Knochenentzündung, Kieferknochenschmerzen, Muskelschwäche, Rückgratsverkrümmung

Nr. 16 Lithium chloratum (D 6)

Lithium chloratum hat eine besondere Wirkung bei gichtisch-rheumatischen Erkrankungen. Es löst Harnsäure, entlastet die Zelle von schädigenden Stoffen und empfiehlt sich daher sehr bei geschwollenen und versteiften Gelenken. Auch bei Entzündung der ableitenden Harnwege, Problemen der Niere und der Nebenniere sollte an diesen Mineralstoff gedacht werden. Auch bei schweren nervlichen Belastungen wird das Lithium chloratum erfolgreich eingesetzt.
Besondere Anwendungen für Beweglichkeit und Fitness:
Bänder (verhärtet), Bindegewebsentzündung, Brüche und Neigung zu Brüchen, Erschlaffung der elastischen Fasern, Fersenschmerzen, Finger (zusammengekrümmt, Gelenke gichtisch, Nagelkrankheiten), Gicht, Genickstarre, Hüftgelenksentzündung, Hühnerauge, Ischias, Knochen (Auftreibungen, Auswüchse, schmerzhaft, wie zerschlagen, gequetscht), Muskelzucken in den Beinen, Nackensteifheit, Überbeine

Nr. 17 Manganum sulfuricum (D 6)

Manganum sulfuricum unterstützt als Begleiter des Eisens dessen Aufnahme. Auch bei Energiemangel kann dieses Funktionsmittel unterstützen. Wichtig ist die unterstützende Einnahme bei Knorpelschäden und Arthrose.

Besondere Anwendungen für Beweglichkeit und Fitness:
Arthrose, eingeschlafene Glieder, Muskelrheumatismus, Muskelschwäche, Nervenscheidenentzündung, Osteoporose

Nr. 18 Calcium sulfuratum (D 6)

Dieses Erweiterungsmittel hat eine starke, ausleitende Wirkung. Es wird eingesetzt bei Erschöpfungszuständen mit Gewichtsverlust (trotz Heißhunger), Schadstoffausleitung. Ein Zeichen für den Bedarf an diesem Mineralstoff kann der unerwünschte Bartwuchs der Frau sein. Die Anwendung sollte niedrig dosiert (3 Tabletten am Tag) und zeitlich begrenzt werden. Die zusätzliche Anwendung von Nr. 4 Kalium chloratum wird empfohlen.

Besondere Anwendungen für Beweglichkeit und Fitness:
Gicht, Vereiterungen

Nr. 19 Cuprum arsenicosum (D 6)

Cuprum arsenicosum hat sich bewährt bei Krämpfen des Zentralen Nervensystems und zur Unterstützung des Gehirnstoffwechsels. Es kann eingesetzt werden bei Störungen des Melaninhaushaltes (Vitiligo), zur Unterstützung bei Eisenmangel, Regulierung des Cholesterinspiegels und bei Schwermetallvergiftungen.

Besondere Anwendungen für Beweglichkeit und Fitness:
Muskelkrämpfe mit Zuckungen, Wasseransammlungen im Knie

Nr. 20 Kalium-Aluminium sulfuricum (D 6)

Kalium-Aluminium sulfuricum hat einen starken Bezug zum Nervensystem und wird daher bei Irritationen und Belastungen des Nervensystems hinzugenommen, insbesondere bei Denkschwäche und Vergesslichkeit. Auch bei Magen-, Darm- und Blähungskoliken hat es sich als nützlich erwiesen. Es wirkt ausleitend.
Besondere Anwendungen für Beweglichkeit und Fitness:
Callusbildung, Rücken wie eingeschlafen, Knochenbrüche, Gicht, Rheuma, Muskelrheumatismus, Knacken der Gelenke

Nr. 21 Zinkum chloratum (D 6)

Zinkum chloratum hat bedeutenden Einfluss auf zahlreiche Stoffwechselvorgänge im Körper und auf das Wachstum. Es ist Bestandteil der Zellen, der Gewebesäfte und vieler Enzyme.
Es kann daher in vielfältiger Weise eingesetzt werden: zur Stärkung des Immunsystems, bei Stress, bei Wachstumsproblemen der Kinder, bei Abbau des Kieferknochengewebes, bei Hormonstörungen, bei Schwermetallbelastungen, bei Diabetes, bei Hautproblemen, bei der Lichtempfindlichkeit der Augen, bei Schleimhautveränderungen.
Besondere Anwendungen für Beweglichkeit und Fitness:
Chronische Schmerzen, Entzündungen, Hexenschuss, Hüftschmerzen

Nr. 22 Calcium carbonicum (D 6)

Calcium carbonicum ist ein großes Konstitutionsmittel der klassischen Homöopathie. Es wirkt langsam, aber nachhaltig positiv, bei Erschöpfungszuständen, vorzeitigem Altern und bei Knochenleiden zur Ausbildung der Härte der Knochen. Es hat einen Einfluss auf das vegetative Nervensystem und steuert die Nahrungsaufnahme.

Besondere Anwendungen für Beweglichkeit und Fitness:
Erschöpfung, Verspannungen, Osteoporose, Entwicklungsverzögerungen der Kinder

Nr. 23 Natrium bicarbonicum (D 6)

Natrium bicarbonicum aktiviert den Stoffwechsel. Bei Säureüberlastung unterstützt es die Ausscheidung harnpflichtiger Substanzen und wird daher bei allgemeiner Übersäuerung, Beschwerden wie Sod- oder Schlundbrennen empfohlen. Die Bauchspeicheldrüse wird mit diesem Funktionsmittel unterstützt.
Besondere Anwendungen für Beweglichkeit und Fitness:
Adipositas, chronische Erschöpfung, Gicht, Rheuma, Fibromyalgie, grundsätzlich für Sportler

Nr. 24 Arsenum jodatum (D 6)

Hauptsächlich wirkt das Arsenum jodatum auf die serösen Häute der Lunge, der Lymphdrüsen und der Haut. Es gilt als Hauptmittel bei allergischen Erkrankungen wie z.B. Asthma und Heuschnupfen.
Weitere mögliche Anwendungsbedarfe: als Stärkungsmittel allgemein, Schilddrüsenüberfunktion, Borreliosen, verminderte Lungenfunktion, Schwächung nach/bei Lungenkrankheiten, permanentes Kältegefühl, vermehrte Speichelsekretion und zähes Bronchialsekret, nässende Ekzeme, chronisch juckende Hautausschläge, Heuschnupfen, allergisches Asthma, chronischer Darmkatarrh, Panikzustände
Besondere Anwendungen für Beweglichkeit und Fitness:
Zur Steigerung der Leistungsfähigkeit bei Ausdauersportarten, z.B. Marathon

Nr. 25 Aurum chloratum natronatum (D 6)

Aurum chloratum natronatum ist in der biochemischen Praxis als Funktionsmittel umstritten.
Mögliche Anwendungsbedarfe können sein: Unregelmäßiger Zyklus der Frau, „Mondwandler", Schlafstörungen älterer Menschen, Jet-Lag, grauer Star, hoher Blutdruck, stenocardische Beschwerden, chronische Lebererkrankungen, Entzündungen und Verhärtungen der weiblichen Geschlechtsorgane, Myome, depressive Verstimmungszustände
Besondere Anwendungen für Beweglichkeit und Fitness:
Rheumatische Beschwerden

Nr. 26 Selenium (D 6)

Selenium ist seit einigen Jahren als Funktionsmittel aufgegriffen worden. Im Körper ist Selen bedeutsam als Wachstumsfaktor für fast alle Zellen und als Oxidationsschutz für rote Blutkörperchen, die Immunzellen, den Leberstoffwechsel und den Stoffwechsel der Augenlinse. Inwieweit das als Nr. 26 eingeführte amorphe Selen die Funktionen anregen kann, ist fraglich. Besser wäre die Verbindung Natrium selenicum.
Mögliche Anwendungsbedarfe können sein: Leberentgiftung, Krebsvorsorge, Schilddrüsenregulativ, Herpes, Schwermetallvergiftungen, Netzhautschädigung, Maculadegeneration

Nr. 27 Kalium bichromicum (D 6)

Kalium bichromicum ist seit 2004 als biochemisches Funktionsmittel Nr. 27 eingeführt und ist bis heute nicht durch biochemische Praxis fundiert worden. Es ist sehr fraglich, ob dieses Mittel in den vermuteten Wirkbereichen zutreffend ist. Die Ausgangsverbindung ist für den Menschen in der Wirkung kanzerogen, sodass dieses Mittel nicht den Kriterien Schüßlers an ein homöopathisches Mittel entspricht. Es kann sein, dass die eher homöopathische Wirkung dieses Mittels wahrgenommen wird. In der Homöopathie wird Kalium bichromicum seit Langem verwandt und zum Beispiel Persönlichkeiten mit einem starren, konservativen Charakter empfohlen. Der Biochemiker Schöpwinkel arbeitete vor ca. 80 Jahren mit diesem Mittel im Zusammenhang der Reinigung und Erneuerung des Blutes, besonders bei Anämie und auch bei Diabetes.

Hinweise zur Anwendung

Dosierung der Schüßler-Salze

Grundsätzlich bestimmt der Bedarf die Dosierung der Schüßler-Salze. Die individuelle Beratung und optimale Abstimmung der Schüßler-Salze (Anzahl der Mittel und konkrete Dosierung) ist Grundlage eines höchstmöglichen Anwendungserfolges.
Es gibt Menschen, die auf kleinere Mengen am Tag (drei Tabletten von einem Schüßler-Salz) positive Veränderungen bemerken und andere Menschen wiederum, die hierfür eine Dosierung von 30 Tabletten am Tag anwenden.

Generelle Empfehlungen sind:
- Prophylaxe: 3–5 Tabletten am Tag,
- Akute Störungen: alle 5 Minuten eine Tablette im Mund zergehen lassen,
- Chronische Fälle: langfristige Einnahme von 7–10 Tabletten am Tag.

Es ist wichtig darauf zu achten, welches Schüßler-Salz angewendet wird. Außer in akuten Situationen empfehle ich für die Schüßler-Salze, bei denen sehr häufig Reaktionen auftreten: Nr. 1 Calcium fluoratum, Nr. 6 Kalium sulfuricum, Nr. 11 Silicea und Nr. 12 Calcium sulfuricum eine generelle Anfangsdosierung von 3 Tabletten am Tag, die dann in Abständen von 4–7 Tagen um eine Tablette täglich gesteigert werden kann.

Die Ergänzungsmittel ab Nummer 13 entsprechen nicht immer den Anforderungen und Kriterien Schüßlers an ein biochemisches Funktionsmittel. Ihre Anwendung erfordert Sachkenntnis. Obige generalisierte Empfehlung kann für die Nummern 17, 21, 22, 23 gelten.

Sensible, ältere und besonders belastete Menschen sollten grundsätzlich mit einem Drittel der angegebenen Dosierung beginnen. Die Dosierung wird langsam im Rhythmus von sieben Tagen gesteigert. Stellt sich der gewünschte Erfolg ein, wird die Dosierung nicht weiter gesteigert.
Eine Überdosierung ist aufgrund der Verdünnung (= Potenzierung) allerdings nicht möglich.

Für die Dosierung des Pulvers gilt: eine Messerspitze ist ungefähr eine Tablette, ein gehäufter Teelöffel ca. 20 Tabletten.
Die Dosierung der alkoholischen Lösung (Dilution) sollte dreimal täglich 5–15 Tropfen betragen. Für die Anwendung der alkoholischen Lösung wird eine Beratung empfohlen.

Für Säuglinge, Kleinkinder und Kinder gelten dieselben Dosierungshinweise, da sich die Dosierung an dem Bedarf und nicht an dem Körpergewicht und der Größe eines Menschen orientiert.

In manchen Fällen tritt das Bedürfnis nach mehr Mineralstoffen auf. Es kann sein, dass anfänglich ein extremer Bedarf ein ‚Mehr' an Betriebsstoff verlangt.

Anmerkung zur Dosierung:
Seit Jahren wird festgestellt, dass die häufige Wiederholung der Gabe zusehends notwendig wird, um einen Erfolg mit Schüßler-Salzen zu erzielen. Anders ausgedrückt: Häufig müssen 10 Tabletten am Tag und mehr je Mittel gegeben werden, bis sich bei chronischen Fällen eine Besserung einstellt. Eine Erklärung könnte sein, dass vielfältige Faktoren in unserer

Lebensweise und Umwelt – dazu gehören auch psychische Belastungen – die „Ordnung“ unseres Körpers nachteilig beeinflussen.

Kombination verschiedener Schüßler-Salze

Die Anzahl der Mineralstoffe hängt von Ihrem persönlichen Bedarf ab. Nutzen Sie die Einnahmeempfehlungen. Sie können dann nochmals die entsprechenden Beschreibungen bei den einzelnen Mineralstoffen nachlesen.
Es gibt keine Gegenspieler bei den Mineralstoffen. Anders als bei herkömmlichen grobstofflichen Mineralstoffpräparaten, behindern sich die verschiedenen Mineralstoffe nicht gegenseitig in der Aufnahme.
Im Gegenteil: Die körperlichen Prozesse erfordern oft notwendigerweise verschiedenste Mineralstoffe gleichzeitig. Wenn Sie z.B. einen grippalen Infekt befürchten, sollten mindestens die Nr. 3 Ferrum phosphoricum zur Erhöhung der Widerstandskraft und die Nr. 10 Natrium sulfuricum zur Ausscheidung der belastenden Stoffe genommen werden.

Einnahme der Schüßler-Salze

Die Anwendung und Einnahme der Schüßler-Salze kann sehr unkompliziert gehandhabt werden. Die Erfahrungen in der Praxis haben gezeigt, dass die gewünschte Wirkung eintritt.
Nach der Auswahl der zutreffenden Schüßler-Salze werden die biochemischen Tabletten abgezählt. Die verschiedenen Funktionsmittel, die für die Anwendung herausgesucht wurden, werden miteinander gemischt.
Zwei Möglichkeiten der Einnahme haben sich bewährt:

- Lutschen der Mineralstofftabletten: Bis zu drei Tabletten können auf einmal in den Mund genommen werden. Beim Lutschen lösen sich die Mineralstoffmoleküle langsam aus der Tablette heraus und werden über die Mundschleimhaut aufgenommen.

- Auflösen der Mineralstofftabletten in Wasser: Die Tagesdosis der Tabletten in drei Portionen teilen. Morgens, mittags, abends jeweils eine Portion in einem Glas Wasser auflösen. Der Schluck wird einen Moment im Mund gehalten. Die Mineralstoffmoleküle werden jetzt aufgenommen.

Natürlich können innerhalb eines Tages beide Möglichkeiten (lutschen und auflösen) genutzt werden. Da die Aufnahme der Mineralstoffmoleküle über die Mundschleimhaut erfolgt, sollte diese frei sein. Die Schüßler-Salze sollten nicht unmittelbar nach dem Essen genommen werden, da die Schleimhaut aufnahmefähig sein sollte. Einflüsse von Zahnpasta oder Kaffee auf die Wirkung sind nicht bekannt. Kleinkinder und Kinder können die Mineralstoffe, wie oben angegeben, lutschen oder aufgelöst trinken.

Die äußerliche Anwendung

In der Praxis zeigt sich, dass die äußere Anwendung der biochemischen Mineralstoffe wertvolle Hilfe und Unterstützung bieten kann. Dies gilt sowohl für die äußerliche Pflege der Haut als auch für die Hilfe bei akuten Störungen. Wenn wir die Mineralstoffe nach Dr. Schüßler innerlich einnehmen, wird der Organismus die in der Hierarchie des körperlichen Geschehens zentralen Bereiche ordnen und regenerieren. Wenn wir die Mineralstoffe äußerlich zuführen, werden sie zunächst an Ort und Stelle wirksam. Je nach Beschwerde eignen sich unterschiedliche Möglichkeiten der äußerlichen Anwendung, die im Teil XIII ausführlich beschrieben werden.

Teil III: Bewegungs- und Stützapparat

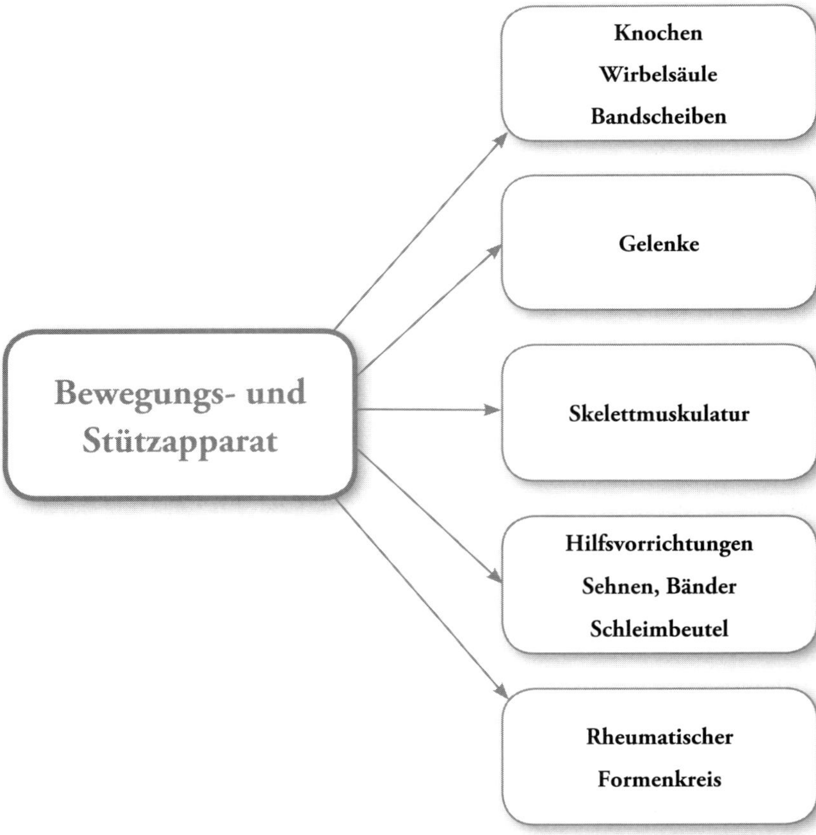

Der Bewegungsapparat kann differenziert werden in einen passiven Teil (Skelett, Knochengerüst = Knochen, Gelenke, Bänder) und einen aktiven Teil (Muskulatur), die jedoch nur zusammen ihre Aufgabe erfüllen. Das Skelett ist notwendige Stütze des Körpers und Grundlage der aufrechten Haltung des Menschen. Im Zusammenspiel mit Muskeln und Bändern bildet es die Voraussetzung für Bewegung. Es besteht aus mehr als 200 Knochen und schützt die inneren Organe.

Weitere wichtige Funktionen erfüllen die Knochen mit dem Knochenmark als Blutzellenbildner und als Mineralstoffspeicher. Gelenke und Bänder bilden die Brücke zwischen Knochen und Muskulatur als Voraussetzung für aktive Körperbewegungen. Die Skelettmuskulatur dient zudem der Wärmeproduktion des Körpers.

Jedes biochemische Mittel regt spezifische Prozesse und Funktionen an. Die folgende Tabelle zeigt die Hauptfunktionen der 12 Basissalze und ausgewählter Erweiterungsmittel in Bezug auf den Bewegungsapparat.

Knochen sind Organe, bei denen das Knochengewebe den Hauptanteil darstellt. Der Knochen hat einen intensiven Stoffwechsel. Etwa ein Zehntel der kompakten Knochenmasse wird jährlich erneuert.
Die Knochen erfüllen folgende Aufgaben:

- **Stützfunktion**: Alle Knochen bilden das Skelett, das maßgeblich die Körpergestalt bestimmt.
- **Schutzfunktion**: Das Skelett schützt lebenswichtige Organe.
- **Bewegungsfunktion**: Knochenverbindungen bewirken zusammen mit den Muskeln Bewegungen.
- **Bildung der Blutzellen**: Das rote Knochenmark ist die wichtigste Bildungsstätte der Blutzellen.
- **Immunsystem**: Bildung der weißen Blutkörperchen

Kurzübersicht der Schüßler-Salze „Bewegungsapparat“

Nr. 1 Calcium fluoratum
Elastizität, Festigkeit,
Wirbelsäulenschwäche,
Belastungsschmerzen,
Knochenbrüche,
Osteoporose

Nr. 2 Calcium phosphoricum
Substanz, Regeneration,
Osteoporose, Osteomalazie,
Wachstumsschmerzen,
Knochenbrüche,
Muskelkrämpfe

Nr. 3 Ferrum phosphoricum
Stoffwechsel, Erste Hilfe,
Entzündungen,
Schmerzen

Nr. 4 Kalium chloratum
Kollagene Strukturen,
Schleimbeutelentzündung,
Sehnenscheidenentzündung

Nr. 5 Kalium phosphoricum
Kraft, Nerven,
Schwäche,
Gliedersteifigkeit

Nr. 6 Kalium sulfuricum
Zellstoffwechsel,
allg. chronische Erkrankungen

Nr. 7 Magnesium phosphoricum
Energie, Entspannung,
Schmerzen (blitzartig, einschießend),
Krämpfe

Nr. 8 Natrium chloratum
Flüssigkeitshaushalt,
Schwache Gelenke,
Rheuma,
Beschwerden der Gelenke
und Bandscheiben

Nr. 9 Natrium phosphoricum
Säureabbau,
Rheuma, Gicht

Nr. 10 Natrium sulfuricum
Reinigung,
Reißen, Ziehen in den Gliedern,
Gliederschmerzen

Nr. 11 Silicea
Bindegewebe,
Knochenbrüche,
Stärkung der Knochen im Alter,
Eiterungen, Rheuma

Nr. 12 Calcium sulfuricum
Durchlässigkeit,
Rheuma,
…,wenn keine Veränderung eintritt

Wichtige Anwendungen ausgewählter ERWEITERUNGSMITTEL

Nr. 15 Kalium jodatum: Sehnen, Bänder, Aufbau des Knochengewebes
Nr. 16 Lithium chloratum: Erkrankungen des rheumatischen Formenkreises, Gicht
Nr. 17 Manganum sulfuricum: Knorpelaufbau
Nr. 21 Zincum chloratum: chronische Entzündungen
Nr. 22 Calcium carbonicum: Hüfte, degenerative Veränderungen der Wirbelsäule
Nr. 24 Arsenum jodatum: seröse Ergüsse
Nr. 25 Aurum chloratum natronatum: chronische rheumatische Erkrankungen

Die Knochen gehören zum Bindegewebe. Sie sind neben dem Dentin einerseits das härteste Gewebe des Körpers und andererseits dennoch elastisch, um z.B. Stöße abzupuffern.
Sie bestehen aus einem Netzwerk von Fasern und Knochenzellen, die mit Kalziumsalzen durchsetzt sind. Die Hohlräume reduzieren das Gewicht der Knochen und enthalten rotes blutbildendes Knochenmark oder gelbes Fettmark. Das Gewicht der Knochenmasse eines Erwachsenen beträgt durchschnittlich fünf Kilogramm. Mineralien wie Calciumphosphat machen davon ca. 50 Prozent aus. Das Längenwachstum der Knochen wird unter Hormoneinfluss von den Wachstumszonen (Epiphysenfugen) aus gesteuert, das Dickenwachstum von der Knochenhaut aus. Lebende Zellen, die Osteoblasten (ständiger Aufbau) und Osteoklasten (ständiger Abbau), bauen den Knochen permanent um.

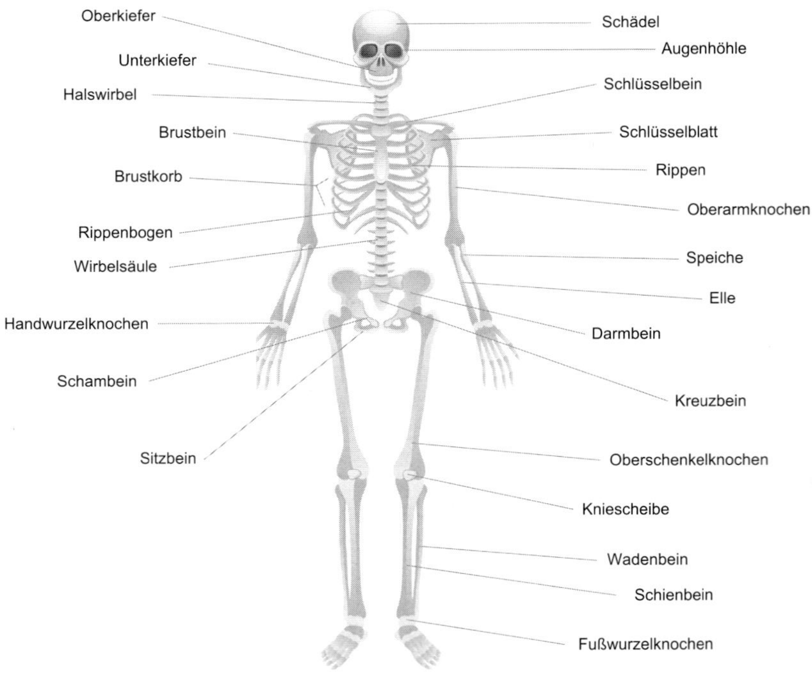

Schüßler-Salze für den Knochenaufbau

Das Verhältnis von Knochenaufbau und -abbau muss ausgeglichen sein. Entscheidend für den Prozess des Aufbaus sind das Verhältnis der Mineralstoffe und ihre Verwertung. Bereits in jungen Jahren muss die Basis für gesunde Knochen gelegt werden. Bis zum Alter von ca. 30 Jahren besteht die Möglichkeit, die optimale Knochendichte zu erreichen. Danach können noch Umbau-Prozesse beeinflusst und der Knochenabbau verzögert werden.
Die Biochemie nach Dr. Schüßler setzt an dem Stoffwechsel der Zelle und ihrem Bedarf an Mineralstoffen an. Sie zielt auf eine optimale Verwertung der Mineralstoffe im Zellstoffwechsel und die Regulierung des Mineralstoffhaushaltes insgesamt. Im Mittelpunkt steht hierbei die Qualität der zugeführten Mineralstoffmoleküle, nicht die lebensnotwendige Quantität der benötigten Mineralstoffe. Nach den Empfehlungen der Deutschen Gesellschaft für Ernährung e.V. (DGE) sollte ein Erwachsener täglich im Durchschnitt ein Gramm Calcium aufnehmen. In der Verdünnung die der D 6 des Funktionsmittels Nr. 2 Calcium phosphoricum für den substanziellen Aufbau der Knochen entspricht, kommt nur 1 Gramm Wirkstoff auf eine Tonne Milchzucker. Die notwendige Quantität der Mineralstoffe muss (vorrangig) über die Ernährung zugeführt werden. Mit den Mineralstoffen nach Dr. Schüßler (den Funktionsmitteln) werden aller-

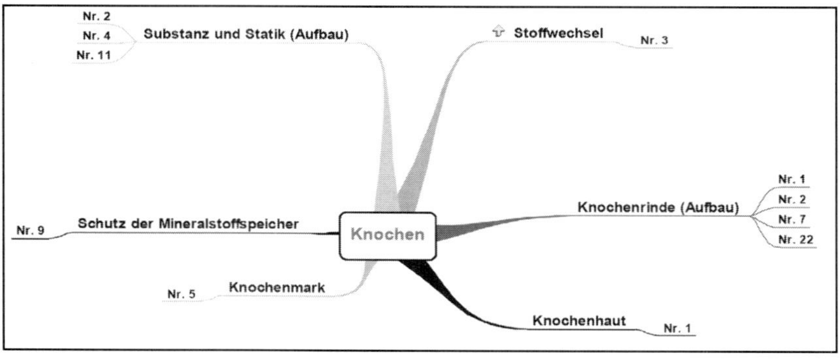

dings die Voraussetzungen verbessert, um die zugeführte Menge an Mineralstoff (Baustoff) zu steuern und zu verarbeiten.

Besondere Anwendungen in der Gesundheitsvorsorge

Osteoporose:
Bei der Osteoporose kommt es zu einer mengenmäßigen Verminderung des Knochengewebes bei erhaltener Knochenstruktur. Die Verminderung des Knochengewebes beruht auf einem vermehrten Knochenabbau und/oder auf einem verminderten Knochenaufbau. Die entsprechende Kombination sollte zur Prophylaxe mindestens dreimal im Jahr je ca. vier Wochen eingenommen werden.

Wachstum:
Kinder und Jugendliche können prophylaktisch kurweise, insbesondere während der Wachstumsschübe, die Schüßler-Salze einnehmen.

Hinweis zur Dosierung:

Zur Prophylaxe reichen Dosierungen von 3–5 Tabletten am Tag je Schüßler-Salz aus.

Knochen

Symptom/Bereich	Biochemisches Mittel	Äußere Anwendung
Belastungsschmerz	Nr. 1 Nr. 3	1, 3
Entzündungen	Nr. 3	
Fersensporn	**Nr. 1** **Nr. 2** Nr. 9 Nr. 11	1, 2

Symptom/Bereich	Biochemisches Mittel	Äußere Anwendung
Knochenbruch	Nr. 1 **Nr. 2** Nr. 8 Nr. 9 Nr. 11	1, 2, 3
Knochendeformation	**Nr. 1** **Nr. 2** Nr. 7 Nr. 22	1, 2
Osteoporose	Nr. 1 **Nr. 2** Nr. 7 Nr. 8 **Nr. 9** Nr. 11 Nr. 22	
Periostitis	Nr. 2 Nr. 3 Nr. 4	
Rachitis	Nr. 1 **Nr. 2** Nr. 7	1, 2
Überbein (Ganglion)	**Nr. 1** Nr. 9 Nr. 11 Nr. 22	
Wachstumsschmerzen	Nr. 2	2, 7
Wachstumsstörungen	Nr. 2 Nr. 4 Nr. 7 Nr. 15 Nr. 21	

Schüßler-Salze für die Wirbelsäule und die Bandscheiben

Wirbelsäule

Die Wirbelsäule muss statische und dynamische Funktionen erfüllen. Einerseits trägt sie den Kopf und stabilisiert die aufrechte Haltung, andererseits muss sie für Bewegungen biegsam sein. Die Wirbelsäule setzt sich aus Wirbelkörpern und Bandscheiben zusammen. Die Bandscheiben befinden sich zwischen den Wirbeln; sie ermöglichen die Bewegung der Wirbelkörper zueinander und dämpfen Stöße und Erschütterungen. Jede Bandscheibe besteht aus einem Ring kräftiger kollagener Fasern mit zentral gelagertem Gallertkern.
Jahrelange falsche Sitz- und Arbeitshaltung, das (einseitige) Tragen zu schwerer Lasten sowie ungenügende trainierte Bauch- und Rückenmuskulatur können die Entstehung von Haltungsschäden wie z.B. Hohlrücken, Rundrücken, Hohl-Rundrücken und Skoliose (seitlich verkrümmte Wirbelsäule) begünstigen. Gerade Schulkinder sind häufig davon betroffen. Zur Unterstützung der Elastizität und Spannkraft kann Nr. 1 Calcium fluoratum innerlich mit 5–7 Tabletten am Tag und äußerlich als biochemische Lotion Nr. 1 mindestens einmal täglich angewendet werden.

Bandscheiben

Bei Bandscheibenschwäche ist im Sinne der Biochemie Calcium fluoratum notwendig, um den Faserknorpelmantel der Bandscheibe in Aufbau und Elastizität zu stärken. Wenn der Fasermantel dem Druck des Gallertkern (Nucleus pulposus), der den Druck innerhalb der Bandscheibe bei Belastungen ausgleicht, nicht mehr elastisch nachgibt, kommt es zu Bandscheibenprotrusionen (Ausbeulungen) und bei fortgeschrittener Schwäche sogar zum Prolaps (Bandscheibenvorfall). Zur Versorgung der Bandscheibe ist das biochemische Funktionsmittel Nr. 8 Natrium chloratum erforderlich.

Wirbelsäule, Bandscheiben

Symptom/Bereich	Biochemisches Mittel
Bandscheibenschwäche	Nr. 1 Nr. 3 Nr. 5 **Nr. 8** Nr. 9 Nr. 11
Bandscheibenvorfall	Akut: Nr. 3, Nr. 7, langfristig: Nr. 1, Nr. 8
HWS-Syndrom	2, 7
LWS-Syndrom	9, 11, Nr. 7 als „Heiße Sieben“
Rückenschmerzen	Nr. 1 **Nr. 2** **Nr. 3** Nr. 8
Skoliose	**Nr. 1** **Nr. 2**

Schüßler-Salze für die Gelenke

Die Knochen sind untereinander durch Gelenke verbunden, die durch Bänder, Muskeln und Sehnen in ihrer Position gehalten und bewegt werden. Die Gelenke werden durch die Gelenkkapsel umschlossen. Sie verleiht dem Gelenk Schutz und Stabilität. Zudem schützt sie vor Infektionen. Die Gelenkflächen der Knochen sind mit Gelenkknorpel überzogen. Der Gelenkknorpel ist notwendig, um die Reibung zwischen den Knochen zu

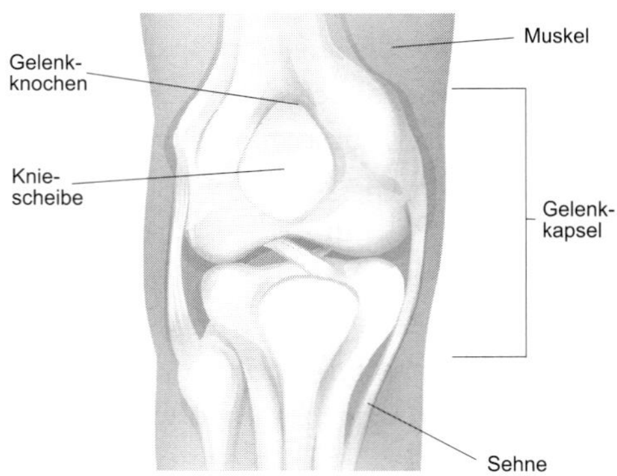

reduzieren und Druckkräfte verteilend abzupuffern. Der Gelenkknorpel wird durch die Gelenkflüssigkeit ernährt, da er selbst nicht an das Blutgefäßsystem angeschlossen ist.
Knackende Gelenke weisen auf ein chronisches Defizit an Natrium chloratum. Es ist das Funktionsmittel für die bradytrophen, d.h. nicht durchbluteten Gewebe, die ausschließlich durch Diffusion ernährt werden, wie Knorpel, Sehnen, Bänder und Bandscheiben. Natrium chloratum ist voraussetzend für den Stoffwechsel und die Regeneration des Knorpelgewebes. Aufgrund des stark verlangsamten Stoffwechsels des Knorpelgewebes ist eine längere Anwendung, teils über Jahre, erforderlich. Bei Schwellung der Gelenke sollte Natrium chloratum ergänzend zur Einnahme äußerlich angewendet werden.

Besondere Anwendung

Arthrose:
Unter Arthrose (Gelenkverschleiß) versteht man eine fortschreitende, degenerative Erkrankung der Gelenke, bei der es zu Abnutzungserscheinung der Gelenkknorpel kommt. Hintergrund sind übermäßige oder Fehlbelastungen, wiederkehrende Gelenkentzündungen oder physiologischer Verschleiß im Alter. Betroffen sind meist die großen Gelenke des Skeletts. In fortgeschrittenen Fällen stellen sich auch Veränderungen im Bereich des gelenknahen Knochens, der Gelenkschleimhaut, der Gelenkkapsel sowie der Gelenk umspannenden Muskulatur ein, sodass die Arthrose als Krankheitsbild nicht auf den Knorpelabrieb allein beschränkt bleibt. Folgen dieses Gelenkverschleißes sind Schmerzen und Steifigkeit des betroffenen Gelenks und zunehmende Verformung.
Letztendlich kann Arthrose zur Zerstörung des Gelenkes führen, das Gelenk verliert seine Form. Oft provoziert eine Arthrose auch eine Arthritis (Gelenkentzündung). Zur Prophylaxe sollten die rechts aufgeführten Kombinationen mindestens dreimal jährlich je vier Wochen mit 5–7 Tabletten am Tag genommen werden. In akuten Situationen wird die Dosierung auf 12–15 Tabletten am Tag erhöht.

Gelenke

Symptom/Bereich	Biochemisches Mittel
Anlaufschmerz	Nr. 1 Nr. 9 Nr. 11
Arthrose	Nr. 1 Nr. 4 **Nr. 8** Nr. 17
Arthritis	Nr. 1 **Nr. 3** Nr. 4 Nr. 8 Nr. 9
Einknicken der Gelenke	Nr. 1
Erguss	Nr. 1
Gelenkgeräusche (Knacken)	Nr. 2 **Nr. 8**
Gelenkinstabilität	Nr. 1
Gelenkschwellung	Nr. 4 **Nr. 8** Nr. 10 Nr. 12
Hüftgelenk	Nr. 8 Nr. 22
Kniegelenk (Meniskusschäden)	Nr. 1 Nr. 4 Nr. 8
Schulter (Luxation)	Nr. 1
Steißbein (Schmerzen)	Nr. 1 Nr. 2 Nr. 3 Nr. 8 **Nr. 9** **Nr. 11**

Schüßler-Salze für die Skelettmuskulatur

Fast die Hälfte der Körpermasse, nämlich ca. 45%, besteht aus Skelettmuskulatur. Der menschliche Körper besitzt etwa 650 Muskeln, ohne deren Existenz der Mensch zu Bewegungen nicht in der Lage wäre. Jede unserer Bewegungen oder Haltungen erfordert eine Aktivität gewisser Muskeln.

Die Skelettmuskulatur erfüllt drei Aufgaben:
- **Haltung** des Körpers in sitzender oder stehender Position,
- **Bewegung** des Körpers,
- **Wärmeproduktion**

Muskeln wandeln chemische Energie in Arbeit um. Dies erfordert eine chemische Energiequelle, das ATP (=Adenosin-tri-phosphat). Hierfür ist Magnesium essentiell. Der tägliche Umsatz an ATP entspricht im Ruhezustand etwa dem halben Körpergewicht. Aus der Sicht der Biochemie nach Dr. Schüßler unterstützt das Funktionsmittel Nr. 7 Magnesium

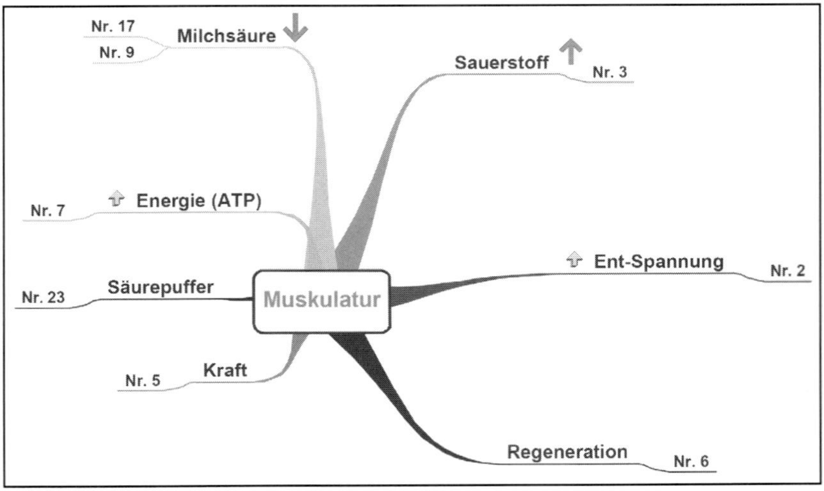

phosphoricum die Energiegewinnung der Zelle. Bei Beschwerden empfiehlt sich die gleichzeitige Anwendung von Nr. 2 Calcium phosphoricum, da bei einem Defizit an Magnesium, Calcium eine stärkere Wirkung entfaltet und eine Regulation erfordert.

Skelettmuskulatur

Symptom/Bereich	Biochemisches Mittel
Muskelriss	**Nr. 1** Nr. 2 Nr. 3 Nr. 5 Nr. 8 Nr. 9 **Nr. 11**
Muskelkater	Nr. 3 **Nr. 6** Nr. 7 Nr. 9 Nr. 10
Muskelkrämpfe	Nr. 2 Nr. 7
Muskelschwäche	Nr. 2 **Nr. 3** **Nr. 5** Nr. 6 Nr. 8 Nr. 10
Muskelzucken	Nr. 9 Nr. 11

Schüßler-Salze für Bänder und Sehnen

Hilfsvorrichtungen des Bewegungsapparates

Schleimbeutel

Schleimbeutel befinden sich an den Stellen, an denen Muskeln direkt über den Knochen ziehen. Sie sind kleine „Beutel“, die mit Synovialflüssigkeit gefüllt sind. Die Schleimbeutel liegen wie Kissen zwischen Muskel und Knochen und schützen so beide vor Druck und Reibung. Am häufigsten kommen Schleimbeutel in der Nähe vom Ansatzbereich der Muskeln (also v.a. in Gelenknähe) vor. Innerhalb von Gelenken sind die Schleimbeutel nur selten zu finden.

Sehnen

Der Muskel setzt sich im einfachsten Fall aus dem Muskelbauch, der Ursprungssehne und der Ansatzsehne zusammen. Die **Sehnen** stellen die Verbindungen zwischen dem Muskelbauch und den Knochen dar und übertragen die Kraft auf das Skelettsystem. Sie bestehen aus kollagenen Bindegewebsfasern. Die Sehnenscheiden sind flüssigkeitsgefüllte Gleitröhren. Sie sind dort angebracht, wo Sehnen abgewinkelt über Knochenvorsprünge verlaufen. Auf diese Weise wird bei Bewegungen die Reibung der Sehnen mit dem umgebenden Gewebe vermindert. Sie können sich bei Überlastung rasch entzünden.

Bänder

Bänder sind Verbindungen zwischen Knochen, die helfen, das Gelenk zu stabilisieren. Sie sind nur wenig elastisch und können daher leicht überdehnen oder reißen.

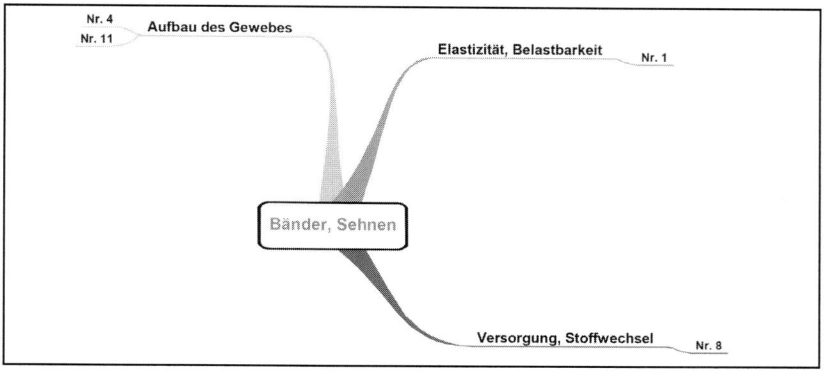

Besondere Anwendung

Fußschäden: Unser ganzes Körpergewicht lastet beim Stehen, Gehen usw. auf unseren Füßen. Ermöglicht wird diese enorme Leistung durch das Fußgewölbe, das aus einem Quer- und Längsgewölbe besteht. Das Fußgewölbe wird durch eine Reihe von Sehnen, Bändern und Muskeln stabilisiert. Durch falsches Schuhwerk, Übergewicht und Bewegungsmangel werden unsere Füße zu stark belastet und das Fußgewölbe sinkt ein. Es kommt zu Fußschäden wie z.B. Spreizfuß (Einsinken des Quergewölbes) und Plattfuß (Einsinken des Quer- und Längsgewölbes). Zur Prophylaxe sollte Nr. 1 Calcium fluoratum mindestens dreimal jährlich je vier Wochen mit 5–7 Tabletten am Tag genommen werden. In akuten Situationen wird die Dosierung auf 12–15 Tabletten am Tag erhöht. Zusätzlich wird die äußere Anwendung als Creme oder Salbe mindestens einmal täglich empfohlen.

Hinweis zur Anwendung:

Wenn die Elastizität der Bänder und Sehnen durch einen Defizit an Calcium fluoratum bereits gelitten hat, kann es während der Einnahme zu **Regenerationsbeschwerden** kommen. Eine Verringerung der Dosierung auf 3 Tabletten täglich und anschließend schleichende Höherdosierung um jeweils 2 Tabletten in zwei- bis dreiwöchigem Abstand bis zur erforderlichen Tagesdosierung sowie die begleitende äußere Anwendung von Nr. 1 kann von diesen Beschwerden entlasten.

Bänder, Sehnen

Symptom/Bereich	Biochemisches Mittel
Bänderdehnung	Nr. 1
Bänderriss	Nr. 1 Nr. 2 Nr. 5 Nr. 8
Karpaltunnelsyndrom	Nr. 1 Nr. 2 Nr. 3 Nr. 5 Nr. 8
Schleimbeutelentzündung	Nr. 3 Nr. 4 Nr. 8 Nr. 9 Nr. 10 Nr. 11
Sehnenentzündung	Nr. 3 Nr. 8 Nr. 9 Nr. 11
Sehnenzerrung	Nr. 1 Nr. 5 Nr. 8
Steifigkeit	Nr. 1 Nr. 2
Spannungsgefühl	Nr. 1
Tennisarm	Nr. 1 Nr. 2 Nr. 3 Nr. 8 Nr. 9 Nr. 11

Rheumatischer Formenkreis

Der Ausdruck „rheumatischer Formenkreis“ ersetzt den veralteten, aus dem Griechischen stammenden Begriff „Rheuma“. Dieser beschreibt einen ziehenden, reißenden Schmerz. Er wird als „wandernd“ beziehungsweise die Körperstellen wechselnd beschrieben.

Unter dem Oberbegriff „rheumatischer Formenkreis“ werden heutzutage Erkrankungen des Bewegungsapparates zusammengefasst, die sich vor allem im Bereich der Gelenke und der sie umgebenden Weichteile manifestieren. Es handelt sich dabei häufig um Systemerkrankungen des Bindegewebes. Da Bindegewebe im gesamten Körper vorhanden ist, können fast alle Organe von einer entzündlich-rheumatischen Erscheinung betroffen sein.

Die Ursache rheumatischer Erkrankungen ist nicht (!) bekannt. Häufig spielen die genetische Veranlagung und Autoimmunprozesse eine Rolle. Aus der Sicht der Biochemie nach Dr. Schüßler sind rheumatische Beschwerden und Erkrankungen immer mit einem Ungleichgewicht im Mineralstoffhaushalt des Körpers verbunden und stehen in einem engen Zusammenhang mit einer Säureüberladung. Aufgrund der Vielfältigkeit des körperlichen Geschehens bei Erkrankungen des rheumatischen Formenkreises sind für eine wirkungsvolle Begleitung in der Regel Kombinationen von mehreren Funktionsmitteln notwendig. Auch die äußere Anwendung ist wichtig, um an den schmerzenden, betroffenen Stellen direkte Linderung zu erzielen.

Die Schüßler-Salze können in jedem Fall begleitend angewandt werden, da sie Beschwerden lindern und das Gewebe kräftigen. Medizinische Diagnose und Therapie werden hierdurch auf keinen Fall ersetzt. Der Übergang zwischen rheumatischen und anderen Erkrankungen des Bewegungsapparates sind oft fließend. Einige Anwendungen werden daher sowohl bei den „Beschwerden des Bewegungsapparates“ als auch in der folgenden Auflistung aufgeführt.

Rheumatischer Formenkreis

Symptom/Bereich	Biochemisches Mittel
Anlaufschmerz	Nr. 1 Nr. 3
Arthritis	Nr. 3 Nr. 4 Nr. 8 Nr. 17
Beschwerden nach Anstrengung	Nr. 3
Beschwerden bei feuchtem Wetter	Nr. 10
Belastungsschmerz	Nr. 1 Nr. 3 Nr. 5
Entzündungen mit Anschwellung der Gelenke	Nr. 3 Nr. 4 Nr. 9
Fersenschmerz	Nr. 1 Nr. 3
Fibromyalgie	Nr. 8 Nr. 9 Nr. 11 Nr. 12 Nr. 23
Gelenkinstabilität	Nr. 1 Nr. 8 Nr. 11
Gelenkschwellung	Nr. 4 Nr. 8 Nr. 10 Nr. 12

Symptom/Bereich	Biochemisches Mittel
Gicht	Nr. 3 Nr. 8 Nr. 9 Nr. 10 Nr. 11 Nr. 12
Muskelschwäche	Nr. 2 Nr. 3 Nr. 5
Rheumaknoten	Nr. 2 Nr. 4 Nr. 9 Nr. 11 Nr. 12
Rheuma (allgemein)	Nr. 3 Nr. 8 Nr. 9 Nr. 10 Nr. 11 Nr. 12
Rückenschmerzen	Nr. 2 Nr. 7
Schleimbeutelentzündung	Nr. 3 Nr. 4 Nr. 8
Steifigkeit	Nr. 1 Nr. 8
Spannungsgefühl	Nr. 1
Wandernde Beschwerden	Nr. 9 Nr. 11 Nr. 12 Nr. 23

Teil IV: Sonderteil für höhere Belastungen beim Sport

Bewegung und Sport sind wichtig für einen gesunden Stoffwechsel. Ein Bewegungsapparat, der nicht „bewegt" wird, nimmt Schaden. Bewegung unterstützt den Aufbau der Knochen sowie den Erhalt der Gelenke und Bandscheiben. Sie ist grundlegend für ein gesundes Herz-Kreislauf-System. Eine protektive Wirkung in Bezug auf Diabetes Typ II, Schlaganfälle und Herzinfarkte ist nachgewiesen.

Ein ausgeglichener Mineralstoffhaushalt ist voraussetzend für körperliche Leistung. Sport erhöht allgemein den Grundumsatz aller Stoffe, auch der Mineralstoffe. Es werden nicht nur mehr Stoffe für die Versorgung der körperlichen Prozesse benötigt, es fallen auch mehr Stoffe an, wie Wasser, Milchsäure, Gase und Stoffwechselprodukte, Abbauprodukte des Stoffwechsels. Für jeden aktiven Stoffwechsel ist die Versorgung mit Sauerstoff bedeutsam. Sauerstoff wird im Blut an Hämoglobin gebunden.

Aus der Sicht der Biochemie nach Dr. Schüßler ist für die Bindung und den Transport von Sauerstoff im Körper Ferrum phosphoricum essentiell. Ein Defizit dieses Mineralstoffs führt daher zunächst zum Leistungsabfall und in der weiteren Folge zu Störungen, z.B. kurzfristig Muskelkater oder langfristig Herz-Kreislauf-Störungen.

Vorbeugend eingenommen, kann das Schüßler-Salz Nr. 3 Ferrum phosphoricum helfen, den reibungslosen Ablauf der Stoffwechselvorgänge zu unterstützen. So werden Schäden verhindert und unangenehme Folgen der sportlichen Aktivität gemieden. In der Prophylaxe werden 5–7 Tabletten täglich gelutscht.

Die vermehrte Schweiß-Sekretion bei der sportlichen Anstrengung führt zu einem Verlust an Mineralstoffen, insbesondere Magnesium und Zink. Die Zufuhr der benötigten Mineralstoffe sollte über eine vollwertige Ernährung gewährleistet werden. Aufnahme und Verwertung unterstützen die Funktionsmittel. Im Fall von Magnesium und Zink Nr. 7 Magnesium phosphoricum und Nr. 21 Zincum chloratum. Im Bedarfsfall jeweils 10 Tabletten in 0,2 l Wasser auflösen und langsam schluckweise trinken. Dabei den Schluck einen Moment im Mund halten.

Anwendungsempfehlungen

Symptom/Bereich	Biochemisches Mittel
Ausdauer	Nr. 3 Nr. 5 Nr. 6 Nr. 10
Energie	Nr. 2 Nr. 5 Nr. 7
Flexibilität	Nr. 1 Nr. 8
Kraft	Nr. 3 Nr. 5 Nr. 8
Regeneration	Nr. 2 Nr. 5 Nr. 8
Übersäuerung	Nr. 8 Nr. 9 Nr. 10 Nr. 23

Kombination der Schüßler-Salze als Kur für Sportler

		Tabletten am Tag
Nr. 1	Calcium fluoratum: Elastizität der Bänder	5–7
Nr. 2	Calcium phosphoricum: willkürliche Muskulatur	5–7
Nr. 3	Ferrum phosphoricum: Stoffwechsel, verhütet Muskelkater	5–7
Nr. 5	Kalium phosphoricum: Kraft der Muskulatur, Energie	7
Nr. 7	Magnesium phosphoricum: unwillkürliche Muskulatur	7
Nr. 8	Natrium chloratum: Flüssigkeitshaushalt	7–10
Nr. 9	Natrium phosphoricum: Säureabbau	5–7
Einnahmedauer als Kur: Sechs Wochen Die Schüßler-Salze sollten auch äußerlich angewandt werden. Zu empfehlen ist eine Crememischung, die vor und nach dem Sport aufgetragen wird.		

Schüßler-Salze als Erste Hilfe für Sportler

Gerade Sportler bedürfen bei Verletzungen einer schnellen Hilfe. Hier setzen neben einer ärztlichen Behandlung, die vielleicht nicht direkt vor Ort ist, die Schüßler-Salze an. Erste Hilfe mit Schüßler-Salzen bedeutet eine Sofortversorgung, um Schäden abzuwenden oder zu verhindern, dass sich eine Situation verschlimmert. Natürlich ersetzen sie keinen Besuch beim Arzt!

Schüßler-Salze Nr. 1–12 in der Ersten Hilfe

Nr. 1	Calcium fluoratum	Risse der Haut, Schleudertrauma, Sehnen- und Bänderdehnungen, Sehnen- und Bänderüberlastungen, Verhärtungen, Zerrungen
Nr. 2	Calcium phosphoricum	Insektenstiche, Nasenbluten, Nackenschmerzen, Muskelkrämpfe, Verspannungen, Wachstumsschmerzen
Nr. 3	Ferrum phosphoricum	Blutungen, Prellungen, Quetschungen, Schmerzen: klopfend, pochend, pulsierend, Entzündungen, Fieber (bis 38,8 Grad Celsius) Verletzungen, Schüttelfrost, Sonnenbrand, Wunden
Nr. 4	Kalium chloratum	Oberbauchbeschwerden, Völlegefühl, Schwellungen
Nr. 5	Kalium phosphoricum	Erschöpfung, hohes Fieber, Kollaps, Schock, Reiseübelkeit, Seitenstechen, Schwindel, Lähmungen, Übelkeit, Überanstrengung
Nr. 6	Kalium sulfuricum	Muskelkater, Völlegefühl
Nr. 7	Magnesium phosphoricum	Krämpfe, Koliken, Schmerzen: krampfartig, blitzartig, bohrend, stechend, Blähungen, Erbrechen, Migräne, Schlafstörungen, Schluckauf, Seitenstechen
Nr. 8	Natrium chloratum	Blasen auf der Haut, Quaddeln, Fließschnupfen, Hitzestau, Insektenstiche, Schleimhautentzündung, Sonnenbrand, Sodbrennen, Verbrennungen
Nr. 9	Natrium phosphoricum	akute Übersäuerung, Magenschmerzen oder Magenkrämpfe infolge einer Übersäuerung, Sodbrennen, saures Erbrechen, saure Durchfälle, Ischias, Windeldermatitis
Nr. 10	Natrium sulfuricum	Blähungen, Durchfälle, Erbrechen, Gliederschmerzen, Schüttelfrost, Juckreiz, Herpes, Urticaria, Ödeme
Nr. 11	Silicea	Überempfindlichkeit, Zuckungen
Nr. 12	Calcium sulfuricum	Schock
Grundsätzlich empfiehlt es sich, eine Schüßler-Hausapotheke anzulegen, um für mögliche Notfall-Situationen mit den Schüßler-Salzen versorgt zu sein.		

Teil V: Volle Lebenskraft bis ins hohe Alter

Alt werden? Ja! Alt sein? Nein! „Alter“, das ist nach wie vor ein Schreckgespenst, das mit nachlassender körperlicher und geistiger Leistungsfähigkeit, Krankheiten und Schmerzen verbunden wird. Diese Alterserscheinungen, auch als Seneszens bezeichnet, haben Ursachen in der Zelle, wie verringerte Zellteilung, Zellmutationen, mehr Abfallstoffe des zellulären Stoffwechsels und nachlassende zelluläre Reparatursysteme. Hier setzt die Biochemie nach Dr. Schüßler an. Die Schüßler-Salze sollen die Zellfunktionen anregen und so altersgerechte Vitalität unterstützen. Einen regenerativen und vitalisierenden Effekt haben beispielsweise Nr. 2 Calcium phosphoricum (D 6) und Nr. 23 Natrium bicarbonicum (D 6).

Calcium phosphoricum: „Jungbrunnen“

Calcium phosphoricum spielt bei der Neubildung der Zellen nach Dr. Schüßler die Hauptrolle. Es ist damit das Hauptmittel des Aufbaus und der permanenten Erneuerung des Organismus. Das ist besonders wichtig für ältere Menschen. Ein 75-Jähriger hat im Durchschnitt nur noch die Hälfte des Atemvolumens eines 30-Jährigen, die Handmuskelkraft beträgt nur noch 55 Prozent, der Mineralgehalt der Knochen zwischen 70 und 80 Prozent. Calcium phosphoricum stärkt die Regenerationskraft und unterstützt den Aufbau der Knochensubstanz, die willkürliche Muskulatur und die Schlagkraft des Herzens sowie die Belastungsfähigkeit des Nervensystems. Nr. 2 Calcium phosphoricum eignet sich für einen „Einstieg“ in die Anwendung der Schüßler-Salze. Die Einnahme wird mit sieben Tabletten am Tag empfohlen.

Zum Aufbau der Knochensubstanz können Kuren (vier bis sechs Wochen) in Kombination mit Nr. 1 Calcium fluoratum (D 12, 3 Tabl./Tag), Nr. 7 Magnesium phosphoricum (D 6, 7 Tabl./Tag), Nr. 9 Natrium phosphoricum (D 6, 7 Tabl./ Tag), Nr. 11 Silicea (D12, 3 Tabl./Tag) durchgeführt werden.

Natrium bicarbonicum: Stärkung der Ressourcen

Natrium bicarbonicum wird traditionell bei chronischen Erkrankungen angewandt. Jeder Zweite über 50 Jahre soll nach Schätzungen an einer chronischen Erkrankung leiden. Heute gilt als nachgewiesen, dass chronische Erkrankungen im höheren Lebensalter, mit Störungen des Säure-Basen-Haushalts einhergehen. Hierzu gehören beispielsweise Erkrankungen des rheumatischen Formenkreises, Osteoporose, arteriosklerotische Veränderungen, essentielle, arterielle Hypertonie, Harnsteinleiden, Herzrhythmusstörungen und psychische Störungen. Prophylaxe und primäre Prävention können mit Natrium bicarbonicum eine wesentliche Unterstützung erfahren. Die hierdurch bedingte Regulierung des Säure-Basen-Haushalts stärkt direkt die Funktion lebenswichtiger Organe (Nieren, Leber) und das Skelett. Natrium bicarbonicum kann allgemein ein gesundes Altern unterstützen.

Die Puffersysteme des Organismus verändern sich mit zunehmendem Alter. Neben der allgemeinen Abnahme von Regulationsleistungen verändern sich im Alter die Anteile von Körperfett, Muskelmasse, Gesamtkörperwasser, Plasmavolumen und Extrazellulärflüssigkeit. Natürlich gibt es gesunde alte Menschen, die sich durch angepasste Ernährung und Lebensweise einen ausgeglichenen Säure-Basen-Haushalt bewahren. Strukturell bedingte Einschränkungen der Nierenfunktion fördern jedoch gerade im Alter Dysbalancen und mangelnde Kompensation saurer Äquivalente. So reduziert sich das Gewicht der Nieren von 250 bis 270 g auf 180 bis 200 g. Die Nephrone der Nieren verlieren im Alter an

Funktionsfähigkeit und die Zellen der Nierenkanälchen ebenso. Hier wird verbrauchtes Bikarbonat in den Nieren ersetzt. Bei übermäßiger Säurebelastung wird die Kompensation eingeschränkt, sodass insbesondere Seniorinnen und Senioren auf eine Unterstützung des Säure-Basen-Haushalts angewiesen sind.

Neben der Begleitung mit biochemischen Funktionsmitteln spielt die Ernährung eine besondere Rolle. Eiweißreiche Nahrung erschöpft die Puffersysteme, da beim Abbau von Nahrungseiweißen saure Überschüsse übrig bleiben. Gesunde Nieren scheiden diese Säuren aus, bei Störungen der Nieren und im Alter belasten sie zusätzlich die Puffersysteme des Körpers.

Ein weiterer positiver Effekt der Anwendung von Natrium bicarbonicum ist der Schutz der Knochen. Eine chronische Übersäuerung (Azidose) führt zur kompensatorischen Herauslösung von Mineralstoff-Ionen aus der Knochenmasse. Im Zusammenhang mit der Osteoporose kann die Anwendung von Natrium bicarbonicum daher ein Aspekt ursächlicher Hilfe sein.

Zipperlein?

In früheren Zeiten erschien das Zipperlein (= Fußgicht) für die meisten Menschen unausweichliche Alterserscheinung zu sein. Natrium bicarbonicum kann helfen, Belastungen mit Harnsäure abzubauen und diese Entwicklung zu vermeiden. Von Hyperurikämie wird gesprochen, wenn im Blut eine über die Normwerte erhöhte Konzentration an Harnsäure vorliegt (Frauen vor der Menopause bei einem Harnsäurewert über 5,7 mg/dl und bei Männern bei mehr als 7 mg/dl). Hyperurikämie entwickelt sich oft schleichend und verläuft jahrelang symptomlos. Die Salze der Harnsäure werden an verschiedenen Stellen des Körpers abgelagert. Erst der akute Gichtanfall und anhaltende Schmerzen in Gelenken und Weichteilen führen häufig zur Erkenntnis, dass eine anhaltende

Übersäuerung Ursache der Beschwerden ist. Nach Schätzungen leiden etwa 15 % der Deutschen an Hyperurikämie. Auch das moderne Krankheitsbild der „Fibromyalgie“ wird mit harnsauren Ablagerungen in Verbindung gebracht.

Eine Pflege des Säure-Basen-Haushalts und hier die – kurweise – Einnahme von 7 Tabl./Tag Nr. 23 Natrium bicarbonicum (D 6) in Situationen, in denen eine Säurebelastung vermutet wird, kann dazu beitragen, die Entwicklung solcher Krankheitsbilder verhüten zu helfen. Auf jeden Fall sollte Natrium bicarbonicum bei gichtisch-rheumatischen Störungen begleitend angewendet werden. Die Kombination mit Nr. 8 Natrium chloratum (D 6), Nr. 9 Natrium phosphoricum (D 6), Nr. 10 Natrium sulfuricum (D6), Nr. 11 Silicea (D 12), Nr. 12 Calcium sulfuricum (D 6) sowie die zusätzliche Anwendung basischer Bäder hat sich bewährt.

Kurzübersicht der Basissalze „Fit ins Alter“

Nr. 1 Calcium fluoratum **D_{12}**
wichtig für Gefäße, Sehnen, Bänder, Haut

Nr. 2 Calcium phosphoricum **D_6**
Baustoff für Knochen, Gelenke, Beitrag zum Eiweiß-Stoffwechsel, Entspannung, Schlaf

Nr. 3 Ferrum phosphoricum **D_{12}**
O_2-Aufnahme, Schmerzmittel, Verdauung, 1. Allgemein-Mittel

Nr. 4 Kalium chloratum **D_6**
Entzündungsmittel bei Schwellungen, Entzündungsschmerzen, Gelenkergüsse, Drüsenfunktion, allgemeines Mittel bei Verdauungsstörungen

Nr. 5 Kalium phosphoricum **D_6**
Energie-Erhalt, Anlauf-Schmerzen, **Herzmittel**

Nr. 6 Kalium sulfuricum **D_6**
O_2-Übertragung, Stoffwechselunterstützung, Leber, Pankreas, Darm, Schmerzen abends stärker, chronische Erkrankungen

Nr. 7 Magnesium phosphoricum D_6
Krämpfe, Krampfschmerzen, Koliken, Lymphprobleme, Einschlafstörungen

Nr. 8 Natrium chloratum D_6
Ernährung der Knorpel-Knochen-Substanz, Zellbildung und -erneuerung, unverzichtbarer Stoff bei Knorpel-Gelenkstörungen, Morgenmüdigkeit, Demenz, Verwirrtheit, geistige Frische, baut alle bradytrophen Gewebe auf

Nr. 9 Natrium phosphoricum D_6
Säure-Abbau, Schmerzmittel, Lymphe, bei chron. Entzündungen, alle chron. Beschwerden

Nr. 10 Natrium sulfuricum D_6
Stoffwechsel, Darm, Leber, Darm, Entschlackung, Ödeme, Niere-Blase-Bereich

Nr.11 Silicea D_{12}
Altersmittel bei allen Gelenkproblemen, Haut, Festigkeit Gefäße, neuronaler Bereich

Nr.12 Calcium sulfuricum D_6
hervorragendes Mittel bei Gelenk-Knorpel- Knochenstörungen, hilft Blockaden zu überwinden

D_6 = $1:10^6$ = 1 gr. Mineral auf 1000 kg Trägerstoff
D_{12} = $1:10^{12}$ = 1 gr. Mineral auf 1 Billion Trägerstoff

Immer gilt: bei längerandauernden Beschwerden Arzt konsultieren!

Wichtige Anwendungen

Anwendung	Hinweise
Arthrose	Knorpel: Abnutzung verminderte Druckverteilung, weniger Gelenkschutz unterschiedliche Ursachen
Arthritis	Systemerkrankung entzündlicher Prozess enzymatisch, mechanisch → Zerstörung des Knorpels
Osteoporose	unterschiedliche Ursachen komplexe hormonelle Zusammenhänge Knochen: große Mineralspeicher hoher Eiweißanteil
Ischias	Nerven-Reizung Schmerz-Entzündungssymptome

Rheumaart	Hinweise
Gicht	Stoffwechselerkrankung mit erhöhten Harnsäurewerten, Nierenstörungen genetische Defekte
Dupuytren-Kontrakturen	Verkürzung der Handsehnen, Beweglichkeitsbeeinträchtigung, Schme
Mukelschmerzen	evtl. Weichteilrheuma, sehr unterschiedliche Ätiologie, unbedingt Modalität beachten Muskeln allgemein: Kurzübersicht Modalitäten: Nr. 3 klopfend, durch Ruhe besser, auch Kühle lindernd Nr. 7 in Ruhe schlimmer, lindert auch Wärme, krampfartig Nr. 2 Verspannungsschmerz Rücken, Schulterbereich, Nackenschmer

Schüßler-Salze	Weitere Bemerkungen
(Nr. 1) Nr. 8 (Nr. 11) Nr. 17	unbedingt äußere Anwendung
(Nr. 1) Nr. 8 (Nr. 11) Nr. 17 Nr. 3 anfangs akute Dosierung	unbedingt äußere Anwendung
Nr. 1 Nr. 2 Nr. 7 Nr. 9 Nr. 11 jeden Morgen: Nr. 22	Darmsanierung Säure-Regulation Pankreasgesundheit Bewegung Tausendgüldenkraut
Nr. 7 Nr. 3 Nr. 5 Nr. 11 Zwischenmittel: Nr. 21	äußerlich Nr. 3, Nr. 7, Nr. 11

Schüßler-Salze	Weitere Bemerkungen
Nr. 8 Nr. 16 Nr. 9 Nr. 23	nicht fasten, Übergewicht reduzieren
Nr. 1 Nr. 11 Nr. 9	äußerliche Anwendung Nr. 1, Nr. 9, Nr. 11, Nr. 8! unbedingt Diabetes abklären
Grundrezept: Nr. 2, Nr. 5, Nr. 7, Nr. 9 Chronisch: Nr. 21 Mit Zuckungen: Nr. 19	Nr. 22 bei Muskelerschlaffung Nr. 15 Schmerzen bei Gelenkschwellung

Teil VI: Ernährung

Die Überzeugung, dass Nahrungsmittel Eigenschaften besitzen, welche die Gesundheit erhalten oder wiederherstellen können, lässt sich bis in die Anfänge der Medizingeschichte zurückverfolgen. Von den umfangreichen Kenntnissen alter Kulturen über die heilenden Wirkungen von Speisen zeugen beispielsweise Werke, die bestimmte Nahrungsmittel empfehlen, wie Papyrus Eber, eine auf 1550 vor Christus datierte, altägyptische Sammlung von Heilrezepten. Auch das viele Jahrhunderte später 1150 n. Chr. von der heilkundigen Hildegard von Bingen verfasste „causae et curae" sowie ihre „Physica" geben enormes Wissen um die heilsame Wirkung von Nahrung wieder.

„Lasst Eure Nahrung Heilmittel sein …

Nachdem das alte, wertvolle Wissen um das heilkräftige Potential unserer Nahrung über lange Zeit in den Hintergrund getreten und beinahe schon vergessen war, wird es in der modernen Zeit sozusagen aus der Schatztruhe geholt und wissenschaftlich entstaubt. Die Erforschung der Wirkungsweisen unserer Nahrungsmittel läuft auf Hochtouren.

… und Heilmittel Eure Nahrung"

Diese Aufforderung des Hippokrates, des großen Heilkundigen der Antike, war vielleicht nie so aktuell wie heute. Die Forschungsergebnisse der letzten Jahre bestätigen auf eindrucksvolle Weise, wie intelligent und zutreffend die überlieferten Gedanken zu unserer Nahrung waren. Denn das Wissen um die Inhaltsstoffe von Nahrungsmitteln und deren Wirkungen auf den Köper, das Gehirn, auf die Hormondrüsen etc. wird immer fundierter und umfangreicher. Bereits hat sich eine eigene Disziplin in der Ernährungswissenschaft etabliert: Die Psychoneuroimmunologie. Nahezu täglich werden erstaunliche Neuigkeiten aus den Laboratorien der Wissenschaft über Äpfel, Zwiebel, Kohl und Co. bekannt. Oft auch überrissen und mit Marketingabsichten publiziert. So verblüffend die ganz alltäglichen Nahrungsmittel sind, ein kritischer Blick und eine vorsichtige Beurteilung sind angebracht. Dennoch: viele Nahrungsmittel sind überaus „inhaltsreich" und können als Medizin wirksam werden. Wissenschaftler auf der ganzen Welt entdecken ständig wirkende „Arzneien" in unserer Nahrung. Dass diese chemischen Wirkstoffe Krankheiten lindern und ihnen vorbeugen können, wird durch über 20.000 wissenschaftliche Untersuchen und Studien belegt. Auch in Bezug auf die Mineralstoffe gibt es viele Erkenntnisse, die sich insbesondere auf deren Bioverfügbarkeit beziehen. Bestimmte Heilkuren, wie die „Leisenkur" nutzen beispielsweise die Kenntnisse über feinstoffliche Mineralien in Pflanzen, um über deren gezielte Zufuhr Krankheiten zu behandeln. Gemäß dieser Erkenntnisse können den einzelnen Schüßler-Salzen Tees, Gewürze und auch Lebensmittel zugeordnet werden (s. Tabellen 1 und 2). Der Unterschied zu den Schüßler-Salzen: In Lebensmitteln sind vielfältige Stoffe wirksam. Die biochemischen Funktionsmittel haben immer nur EINE Mineralstoffverbindung, sodass eine gezielte Wirkrichtung angenommen wird.

Tabelle 1:
Empfehlungen in Bezug auf die Schüßler-Salze (Lebensmittel)

Nr.	Funktionsmittel	Lebensmittel (allgemein)	Gewürze
1	Calcium fluoratum	Birne, dicke Bohnen, Endiviensalat, Leinsamen, Rote Bete, Sesamsamen, Weichkäse, Brokkoli, Brombeeren, Blattspinat, Mangold, Grünkohl, Zuckererbsen, Kichererbsen, Mandeln, Steinpilze, Hefeflocken, Buttermilch, Parmesan, Mozzarella, Matjeshering, Roggenvollkornbrot	Basilikum, Petersilie, Bohnenkraut, Knoblauch, Kümmel, Liebstöckel, Pfefferkörner, Rosmarin, Schnittlauch, Senfkörner

Nr.	Funktionsmittel	Lebensmittel (allgemein)	Gewürze
2	Calcium phosphoricum	Bananen, Brokkoli, Kartoffeln, Naturreis, Buttermilch, Joghurt, Parmesan, frische Sojabohnen, Krabben, Leinsamen, Spinat, Weizenkeime, -kleie, Linsen, Kichererbsen, Kürbiskerne, Sprossen, Zwiebel	Anis, Basilikum, Petersilie, Bohnenkraut, Knoblauch, Kümmel, Liebstöckel, Majoran, Rosmarin, Schnittlauch, Senfkörner, Thymian
3	Ferrum phosphoricum	Rote Bete, Bierhefe, Gartenkresse, Hirse, Kürbiskerne, Muscheln, Roggen, Soja, Wildfleisch, dicke Bohnen, Weizenkeime, Pilze, Leber, Leinsamen, Pistazienkerne, Paprikaschoten, Rotkohl, Pflaumen, Zucchini	Anis, Bohnenkraut, Majoran, Muskatnuss, Pfefferkörner, Senfkörner, Thymian
4	Kalium chloratum	Banane, Melone, Gartenkresse, Hafer, Kohlrabi, Kartoffeln, Spinat, Sellerie, Kokosnuss, Datteln, Lauch, Möhren, weißer Rettich, Gurke, Linsen, Weizenkleie, Zwiebel	Borretsch, Majoran, Petersilie
5	Kalium phosphoricum	Nüsse, Studentenfutter, frisches Getreide, Artischocke, Sonnenblumenkerne, Sesamsamen, Zuckermais, Meeresfische, Zwiebel	Anis, Bohnenkraut, Borretsch, Majoran, Muskatnuss, Petersilie, Pfefferkörner, Rosmarin, Schnittlauch, Thymian
6	Kalium sulfuricum	Pflanzliche Eiweiße (Bohnen, Linsen, Erbsen), Roggen, Hafer, Gerste, Dinkel, Weizen, Brokkoli, Äpfel, Sesamsamen, Weichkäse, Leinsamen	Bohnenkraut, Borretsch, Fenchel, Knoblauch, Kümmel, Majoran, Petersilie, Rosmarin, Zwiebel

Nr.	Funktionsmittel	Lebensmittel (allgemein)	Gewürze
7	Magnesium phosphoricum	Amaranth, Haferflocken, Sojabohnen, grüne Bohnen, dicke Bohnen, Leinsamen, Sellerie, Grünkern, Weizenkleie, Nüsse, Mais, Knoblauch, ungeschälter Reis, Datteln, Kohlrabi, Lauch, Möhren, Rote Bete, Kürbiskerne, Zwiebel	Majoran, Senfkörner, Thymian
8	Natrium chloratum	Leinsamen, Mangold, Mineralwasser, Brennnessel, Kürbiskerne, grüne Oliven, Fenchel, Staudensellerie, dicke Bohnen, Radieschen, Mangold, Löwenzahnblätter, Zuckermais, Pfifferling, Kopfsalat, Feldsalat, Gurke	Anis, Basilikum, Bohnenkraut, Borretsch, Knoblauch, Liebstöckel, Majoran, Petersilie, Pfefferkörner, Schnittlauch, Senfkörner, Thymian
9	Natrium-phosphoricum	Rote Bete, Sellerie, Brennnessel, dicke Bohnen, grüne Bohnen, Möhren, Lauch, Kartoffeln, Rosenkohl, Rotkohl, Endiviensalat, schwarze Johannisbeere, Zwiebel	Anis, Bohnenkraut, Borretsch, Majoran, Muskatnuss, Petersilie, Pfefferkörner, Rosmarin, Schnittlauch, Thymian
10	Natrium sulfuricum	Leinsamen, Weichkäse, Fenchel, Spinat, Petersilie, Muscheln, Sellerie, Gans, Bohnen, Sesamsamen, Äpfel	Bohnenkraut, Borretsch, Fenchel, Knoblauch, Kümmel, Majoran, Petersilie, Rosmarin, Zwiebel
11	Silicea	Zinnkraut, Hirse, Vollkorngetreide (besonders Hafer, Weizen, Roggen), Zwiebel, Gerste, Leinsamen	Anis, Basilikum, Borretsch, Fenchel, Knoblauch, Liebstöckel, Muskatnuss, Petersilie, Pfefferkörner, Rosmarin
12	Calcium sulfuricum	Käse, auch Schafskäse, Leinsamen, Grünkohl, Petersilie, Kresse, Blattspinat, Erbsen, Sojabohnen, Brokkoli, Zwiebel	Borretsch, Majoran

Tabelle 2: Empfehlungen in Bezug auf die Schüßler-Salze (Tee)

Nr.	Funktionsmittel	Tee
1	Calcium fluoratum	(Tee unter I mit einem Tee unter II mischen) I (Calcium), Brennnessel, Eisenkraut, Frauenmantel, Goldrute, Holunderblüte, Liebstöckel, Löwenzahnblätter, Malve, Ringelblume, Sonnentau, Schafgarbe, Tausendgüldenkraut, Zinnkraut II (Fluor): Angelikawurzel, Frauendistel, Hanf, Hauhechelwurzel, Meisterwurz, Raute, Spitzwegerich, Walnussblätter, Wermut, Wollkraut
2	Calcium phosphoricum	Eisenkraut, Frauenmantel, Malve, Sonnentau, Tausendgüldenkraut
3	Ferrum phosphoricum	Bibernellwurzel, Frauenmantel, Hagebutte, Raute, Spitzwegerich, Tausendgüldenkraut, Wacholderbeeren
4	Kalium chloratum	Walnussblätter, Wermut
5	Kalium phosphoricum	Augentrost, Birkenblätter, Bockshornklee, Frauenmantel, Gundelrebe, Isländ. Moos, Löwenzahn, Malve, Pfingstrose, Tausendgüldenkraut, Wermut
6	Kalium sulfuricum	Borretsch, Eibischwurzel, Enzian, Fenchel, Gundelrebe, Huflattich, Isländ. Moos, Löwenzahn, Mistel, Pfefferminz, Walnussblätter, Wermut
7	Magnesium phosphoricum	Arnika, Buchkraut, Eisenkraut, Fetthenne, Frauenmantel, Hagebutte, Heidelbeerblätter, Lavendel, Lungenkraut, Malve, Pfingstrose, Raute, Sonnentau, Spitzwegerich, Tausendgüldenkraut, Waldmeister, Wermut
8	Natrium chloratum	Frauendistel, Rainfarn, Raute, Spitzwegerich, Walnussblätter, Wermut, Wollkraut
9	Natrium phosphoricum	Anis, Birkenblätter, Bitterklee, Bockshornklee, Fetthenne, Frauendistel, Hagebutte, Heidelbeerblätter, Löwenzahn, Lungenkraut, Pfingstrose, Raute, Schlüsselblume, Sonnentau, Spitzwegerich, Wermut
10	Natrium sulfuricum	Benediktenkraut, Bitterklee, Borretsch, Enzian, Frauendistel, Huflattich, Löwenzahn, Mistel, Stiefmütterchen, Walnussblätter, Wermut, Wollkraut

11	Silicea	Angelikawurzel, Anis, Augentrost, Birkenblätter, Bitterklee, Blasentang, Bockshornklee, Borretsch, Buchkraut, Diptam, Enzian, Faulbaumrinde, Fenchel, Fetthenne, Gnadenkraut, Goldrute, Hirtentäschel, Hopfenblüte, Huflattich, Isländ. Moos, Liebstöckel, Löwenzahn, Lungenkraut, Malve, Raute, Salbei, Schlüsselblume, Sonnentau, Spitzwegerich, Stiefmütterchen, Taubnessel, Walnussblätter, Wegwarte, Zinnkraut
12	Calcium sulfuricum	Löwenzahn

Ernährung braucht Vielfalt und Ausgewogenheit zugleich!

Vor allem die richtige Zusammensetzung der Nahrung ist entscheidend: eine ausreichende Versorgung mit Vitaminen und Mineralstoffen verbunden mit dem richtigen Verhältnis an Grundnährstoffen (Kohlenhydrate, Eiweiße, Fette) kombiniert in einer vollwertigen Mahlzeit. Der Eiweiß- und Fettbedarf sollte in erster Linie über pflanzliche, nicht über tierische Produkte gedeckt werden.

Kohlenhydrate sollten beim gesunden Menschen mit 50% an der Nahrung beteiligt sein. Langkettige Kohlenhydrate wie Kartoffeln, Vollkornprodukte, Gemüse, Salat sind empfehlenswert.
Fette sollten höchstens 35% unserer Nahrung ausmachen. Man unterscheidet einfach und mehrfach ungesättigte Fettsäuren. Gesättigte Fettsäuren befinden sich hauptsächlich in tierischen Fetten, sind zudem in vielen Nahrungsmitteln (Schokolade, Plätzchen, Wurstwaren, Käse etc.) „versteckt". Im Übermaß verzehrt, schädigen sie den Körper. Dagegen sind die mehrfach ungesättigten Fettsäuren, die z.B. in großen Mengen in Fisch enthalten sind, unbedingt zuzuführen. Hochwertige Öle können mit der täglichen Nahrung zugeführt werden. Verwenden Sie unterschiedliche Öle (Leinöl, Olivenöl, Sojaöl, Distelöl, Rapsöl ...), um unterschiedliche ungesättigte Fettsäuren aufzunehmen.

Idealerweise sollte **Eiweiß** mit 15% an unserer Nahrungszusammensetzung beteiligt sein. Vorzugsweise sollten Sie Ihren Eiweißbedarf mit Fisch, Geflügel, Milchprodukten, Hülsenfrüchten, Kartoffeln und Getreide decken. In der Schwangerschaft sollte keine Leber gegessen werden. Vollkornprodukte enthalten mehr Eiweiß als Fleisch!

- ⇨ Achten Sie auf eine abwechslungsreiche und gesunde Ernährung! Nutzen Sie möglichst biologisch zertifizierte und naturbelassene Nahrungsmittel. Essen Sie fünf Portionen Obst und Gemüse. Waschen Sie es vorher gründlich, um Keime und mögliche Erreger zu entfernen.
- ⇨ Nutzen Sie Vollkornprodukte. Sie versorgen Sie mit Zink und B-Vitaminen und liefern die Ballaststoffe für eine geregelte Verdauung.
- ⇨ Kauen Sie Ihr Essen gründlich! So werden die Speisen optimal für die Verdauung vorbereitet und das Sättigungsgefühl kann sich einstellen.
- ⇨ Trinken Sie ausreichend Wasser! Das ist wichtig für einen ausgeglichenen Flüssigkeitshaushalt. Vermeiden Sie Alkohol, Säfte, Saftschorlen.

Wichtiger Hinweis:

Jeder Mensch muss unentbehrliche Aminosäuren zuführen, die zum Aufbau und für die Regeneration der Gewebe notwendig sind. Bei einer Mischkost erfolgt die Zufuhr über Ei, Milch, Fleisch und Fisch. Streng vegane Kost erfordert beim Erwachsenen eine gut durchdachte und sorgfältige Planung der Ernährung, um den Bedarf an unentbehrlichen Aminosäuren zu decken. Bei Kleinkindern ist das in der Regel gar nicht möglich. Hochwertiges Eiweiß findet sich z.B. in Hering, Mandeln und Bierhefe.

Sojaprodukte sind nicht empfehlenswert, da die Hormonproduktion negativ beeinflusst wird und sogar eine Schilddrüsenunterfunktion die Folge sein kann. Die in Soja enthaltene Phytinsäure hemmt zudem die Eisen- und Zinkaufnahme.

Wichtige Tipps bei Beschwerden des Bewegungsapparates

Führen Sie ausreichend Omega-3-Fettsäuren zu. Die Omega-3-Fettsäuren sind notwendig, um die entzündungsfördernde Arachidonsäure abzubauen.
Eine hohe Zufuhr an Arachidonsäure über die tägliche Ernährung sollte unbedingt gemieden werden. Streichen Sie Schweinefleisch, Hähnchen und Hühnchen aus konventioneller Haltung sowie Rotbarsch aus Ihrem Speiseplan.

Eine ausreichende Zufuhr an Omega-3-Fettsäuren können Sie beispielsweise mit folgenden Lebensmitteln erzielen:

- 3 x pro Woche Fisch (Hering, Makrele!)
- Täglich 2 Teelöffel Leinöl (Anteil 54% Anteil an Omega-3-Fettsäuren) und/oder Walnussöl (15%), Hanfnussöl.

Für die Umwandlung von Speiseöl ist Vitamin B 6 (z.B. in Bierhefe), Magnesium (z.B. in Sonnenblumenkernen oder Amaranth) und Zink (z.B. in Kakao) notwendig.

Achtung:

Das häufig verwendete Sonnenblumenöl und auch Distel- oder Sojaöl sollten nicht oder nur sehr sparsam verwendet werden, da sie entzündungsfördernde Säuren beinhalten.

⇨ Achten Sie auf die Zufuhr hochwertiger Omega-6-Fettsäuren (z.B. Borretschsamen mit der wichtigen Gamma-Linolensäure) und Omega-9-Fettsäuren (z.B. Olivenöl nativ, Rapsöl).

⇨ Meiden Sie Weizen. Er enthält antinutrive Stoffe, die den Vitamin D-Stoffwechsel beeinträchtigen. Das im Weizen vorkommende Lektin bindet Glucosamin, den Aufbaustoff für Knorpel.

- ⇨ Essen Sie vorrangig Gemüse, Salat und Obst. Folgende Lebensmittel enthalten ein hohes Maß an versorgenden Stoffen, die den Aufbau von Knochen und Knorpel fördern und Entzündungen lindern:
  Gemüse: Zwiebel, Knoblauch, Brokkoli,Tomaten gekocht, Meerrettich, Rote Bete, Gurke, Zucchini
  Frische Kräuter: Basilikum, Majoran, Rosmarin, Minze, Thymian, Petersilie, Koriander, Kreuzkümmel, Anis, Kerbel, Fenchel
  Gewürze: Chili, Ingwer, Kurkuma
  Obst: Pfirsich, Pflaume

Teil VII: Das Plus für den Mineralstoffhaushalt

Im Folgenden werden wesentliche Aspekte ausgeführt, die dazu dienen, die Erhaltung und Regeneration der Beweglichkeit und Fitness zu unterstützen.

Vitamin D

In der jüngeren Zeit haben Studien nachgewiesen, dass die Versorgung mit Vitamin D in Europa extrem schlecht ist. Vitamin D ist wichtig für den Calcium- und Knochenstoffwechsel. Es hat darüber hinaus viele weitere wichtige Funktionen im Körper, unter anderem für das Immunsystem, die Zellreifung und das Zellwachstum. Es wird für die reibungslose Funktion fast aller Zellen und Organe benötigt. Eine gute Versorgung mit Vitamin D ist wesentlich für den Aufbau und die Regeneration des Bewegungsapparates.

Vitamin D nimmt eine Sonderstellung ein, da es von unseren Hautzellen unter Einwirkung von UV-Licht selbst gebildet werden kann. Viele Menschen meiden die Sonne oder nutzen Sonnenschutzcremes mit hohen Lichtschutzfaktoren aus Angst vor Hautkrebs. Das führt dazu, dass auch in den Monaten April bis September, in denen die UV-Strahlung für die Vitamin-D-Bildung bei uns ausreichen würde, kaum Vitamin D gebildet wird.

Ältere Menschen sind besonders von einem Vitamin-D-Mangel betroffen, da die Fähigkeit der Haut aus 7-Dehydro-Cholesterin (7-DHC) Vitamin D zu bilden, entscheidend nachlässt. Zudem halten sich viele Ältere weniger im Freien auf. Gleichzeitig nehmen in den späteren Lebensabschnitten die körperlichen Probleme zu, die einer guten Versorgung mit Vitamin D bedürfen.

Entsprechend dem aktuellen wissenschaftlichen Stand sollte der Vitamin-D-Spiegel, 25-OH-D-Spiegel im Blutserum zwischen 30-60 ng/ml liegen, idealerweise zwischen 40-60 ng/ml. Sprechen Sie Ihre Hausärztin oder Ihren Hausarzt auf eine Untersuchung Ihres Blutwertes an. Nur so können Sie feststellen, wie viel Vitamin D Sie auffüllen müssen und ob die Mindestzufuhr von 1.000 I.E. am Tag für Sie ausreichend wäre. Lassen Sie sich in Ihrer Apotheke zur Einnahme beraten.

Säure-Basen-Haushalt

Ein ausgeglichener Säure-Basen-Haushalt hat einen wesentlichen Anteil an einem gesunden Bewegungsapparat.
Ein Übermaß an Säuren führt unter anderem zu einem Mangel an Mikronährstoffen, schädigt die Darmflora und wird als Auslöser für Gelenk- und rheumatische Beschwerden gesehen.
Die einfachsten und besten Möglichkeiten, einen ausgeglichenen Säure-Basen-Haushalt zu unterstützen, sind der Genuss basischer Lebensmittel (v.a. Gemüse), basische Bäder und parallel die Durchführung einer Schüßler-Salz-Kur (der Stoffwechsel-Kur) zur Stabilisierung der Säure-Basen-Balance.

Leider sind bei den Menschen in den Industrienationen Ernährungsgewohnheiten verbreitet, die aus mehr als 25 % Säure bildenden Nahrungsmitteln (Fleisch, Fisch, Käse, Wurst etc.) bestehen. Damit wird eine Säurebelastung ebenso wie ein Mineralstoffmangel des Organismus forciert. Der Fleischkonsum ist zu hoch. Oder anders ausgedrückt: Der Obst- und Gemüsekonsum ist im Verhältnis viel zu niedrig. Ein Teufelskreis beginnt: Anfallende Säuren müssten durch basische Mineralsalze neutralisiert werden, Mineralsalze fehlen aber in der Ernährung, der Organismus übersäuert.

Sauer	Basisch
Fleisch, Wurst	Gemüse
Geflügel	Kartoffeln
Sämtliche Getreidesorten	Obst
Weißmehlprodukte wie Pizza, Nudeln	Weinessig, Balsamico
Zucker	Salat
Milchprodukte, alle Käsesorten	Leitungswasser und stille Mineralwasser
Limonaden, Cola	Natürliche Gewürze
Kaffee, schwarzer Tee	Kräutertee
Nüsse	Mandeln
Alkohol	
Softdrinks	

Das Basenbad

Sehr effektiv, um Säuren zu lösen, ist das so genannte Basenbad, das mittels Zusätzen erreicht wird (zum Beispiel das Basenbad der Firma New Minerals, das Sie über Ihre Apotheke beziehen können, s.a. Adressen im Anhang). Diese führen dazu, dass der pH-Wert des Badewassers mindestens 8 erreicht.

Es entsteht ein so genannter osmotischer Druck. Das bedeutet in diesem Fall, dass der Körper „gezwungen" wird, über die Haut Säuren auszuscheiden, um die Umgebung wieder an sich selbst anzugleichen. Liegt jetzt die Badetemperatur über der Körpertemperatur (mind. 38 Grad Celsius), wird zusätzlich über das Ausschwitzen eine Ausleitung der Stoffe erreicht, die in den oberen Schichten der Haut deponiert sind. Die Badedauer muss mindestens 30 Minuten betragen, um den nachhaltigen Effekt zu erzielen. Ein Basenbad kann während der Durchführung der Stoffwechselkur täglich durchgeführt werden. Es trocknet die Haut nicht aus. Im Gegenteil: gerade feuchtigkeitsarme und fettarme Haut wird mit der Zeit regeneriert.

Das basische Bad kann in folgenden Formen auch als Teilbad durchgeführt oder als Brei aufgelegt werden:

Hinweis:

Menschen mit hohem Blutdruck, Kreislauf- oder Herzproblemen sollten zunächst Teilbäder versuchen!

- **Sitzbad**: besonders zu empfehlen bei Problemen im Genital- und Analbereich (Pilze, Hämorrhoiden),
- **Fußbad**: Viele Menschen klagen über geschwollene Füße und Beine, insbesondere am Abend. Entspannen Sie mit einem basischen Fußbad um gleichzeitig die belastenden Flüssigkeiten auszuscheiden, die sich in den Beinen stauen. Das Fußbad ist auch sehr hilfreich bei Fußschweiß, Fußpilz, Juckreiz am Bein, Ausschlägen, Gichtzehen, rheumatischen Beschwerden in den Füßen,
- **Handbad**: bei Handekzemen, Gichtknoten in den Fingergelenken, rheumatischen Beschwerden der Hände,
- **Basenbadmaske**: zur allgemeinen Pflege der Gesichtshaut, insbesondere bei Pickeln, Akneproblemen,
- **Auflagen**: juckende Hautstellen, Ekzeme.

Tipp:

Nehmen Sie vor dem Basenbad eine Mineralstoffmischung von jeweils 10 Tabletten Nr. 8 Natrium chloratum, Nr. 9 Natrium phosphoricum, Nr. 10 Natrium sulfuricum aufgelöst zu sich. Das intensiviert den Ausscheidungsvorgang.

Darmpflege

Ein gesunder Darm nimmt mehr Nährstoffe auf. Krankheiten und Störungen werden schneller überwunden, die Regeneration beschleunigt. Auch Allergien und Autoimmunreaktionen stehen im Zusammenhang mit der Verfasstheit des Darms.

Stress verursacht Entzündungen, die die Darmflora schädigen. Auch Schmerzen sind (körperlicher) Stress. Schmerzmittel und viele andere Medikamente greifen ebenfalls die Darmflora an und die gesunde Laktobakterien-Flora geht zurück.
Ihr Bewegungsapparat braucht einen gesunden Darm. Es ist daher sehr empfehlenswert mindestens zweimal im Jahr eine Darmpflegekur durchzuführen. Für die Stärkung der Dünndarmschleimhäute sollten Sie glutaminreiche Lebensmittel, beispielsweise Parmesan und Sonnenblumenkerne verzehren, da die Aminosäure Glutamin wesentlicher Nährstoff für das Immunsystem im Dünndarm ist. Die Dickdarmschleimhaut wird über die Zufuhr oligofructosehaltiger Lebensmittel (z.B. Banane, Zwiebel, Knoblauch) ernährt. Diese werden im Verdauungsprozess zu kurzkettigen Fettsäuren umgewandelt und dienen der Dickdarmschleimhaut als Energiequelle.

Eine gesunde Darmflora braucht Lakto- und Bifidobakterien. Diese können beispielsweise mit milchsauer eingelegtem Gemüse zugeführt werden. Nach der Einnahme von Antibiotika, bei regelmäßiger Medikamenteneinnahme und allgemein geschwächtem Darm reicht die Zufuhr über Ernährung nicht aus. Ein probiotisches Präparat ist dann auf jeden Fall notwendig und sollte auch allgemein zur kurmäßigen Anwendung genutzt werden (Bezug über Ihre Apotheke, Bezugsquelle New Minerals siehe Anhang).

Im Rhythmus leben

Es ist sehr wesentlich, den eigenen Biorhythmus zu kennen. Regelmäßige Ernährung, ausreichend Schlaf, ein ausgeglichener Wechsel zwischen Spannung und Entspannung tragen wesentlich zur Gesundheit bei. Die Rhythmik aller Prozesse des menschlichen Körpers ist genetisch verankert und ist streng konditioniert von den Zeitgebern in der Umwelt. Für solche Zeitgeber sind Sensoren in unserem Körper vorhanden, diese Sensoren und ihre Aktivität sind wiederum genetisch bestimmt.

Sämtliche Stoffwechseleigenschaften der Zellen laufen streng rhythmisch ab. Funktions- und Strukturstoffwechsel, einschließlich der Arbeitsfähigkeit und der Ruhe, erfolgen nach ganz genauen Gesetzmäßigkeiten. Ein Neugeborenes lebt in einem 2-Stunden-Takt. Nach der zweiten bis sechsten Lebenswoche stabilisiert sich der 4-Stunden-Takt, der den Menschen sein ganzes Leben lang begleitet. Diese Phasen kehren sowohl tags und nachts als auch im Nahrungsbedarf und in der Verdauung wieder.

Funktionell findet sich der 4-Stunden-Rhythmus unter anderem im EEG, in der Pulskurve, in der Speichelsekretion, im Hormon- und Mineralhaushalt, in der Enzymaktivität und in den Zellprozessen aller Art. Selbst die Giftabwehr und die Medikamenteneinwirkung laufen nach genauen biologischen Gesetzen.

Die wichtigsten äußeren Zeitgeber sind:
- Licht – Dunkel – Wechsel,
- Temperatur,
- elektrische und magnetische Größen der Erde und Atmosphäre,
- Umgebungsfeuchtigkeit.

Der Einfluss der äußeren Zeitgeber wird vom Organismus gelernt und verinnerlicht, wie alles, was sich regelmäßig und lang anhaltend ändert. Verschiebungen, Aussetzer der Körperrhythmen entstehen durch:
- organische Krankheiten mit Fieber,
- Schock,
- Viren und Bakterieninvasion,
- emotionale Belastung,
- unregelmäßige Gewohnheiten,
- Hektik, Termindruck, Zeitstress,
- sozialer Druck (auch Wegfall desselben).

Es spricht vieles dafür, dass viele funktionelle und organische Störungen (z.B. Diabetes, Depressionen, Blutdruckbeschwerden) eine Kettenreaktion von entarteten Stoffwechsel-Rhythmen sind, die sich manifestieren konnten, weil wir uns nicht der Forderung unserer inneren Uhr bewusst sind.

Rhythmen des Menschen

8–9 Uhr	Starker Urinfluss; höhere Nierentätigkeit; Alkohol und Fett werden schneller abgebaut
9–10 Uhr	Lernen ist schwieriger, Gedächtnis schwächer, Müdigkeit, Körper reagiert nicht auf Trainingsreize (Frühsport ist nutzlos)
10–11 Uhr	Blutdruck am höchsten; normalerweise psychisches Leistungshoch; Lösung besonders schwieriger Aufgaben, Gefahr für Hypoglykämie
11–12 Uhr	Körperlich hochleistungsfähig, Stunde vieler enzymatischer und anderer Prozesse; Sex ♂ ↓; Sex ♀ ↑
12–13 Uhr	Leberfunktion minimal, Glukose im Blut ↓; Mittagstief bahnt sich an; Leukozyten höchste Erneuerungsrate; Haar- und Nagelwachstum erhöht
13–14 Uhr	Blutdruck-Abfall; keine geistigen und körperlichen Aufgaben erledigen
14–15 Uhr	Tagestief: Körpertemperatur max.; hitzeempfindlich; wichtige Aufgaben auf später verschieben / Müdigkeit
15–16 Uhr	Geschmackssinn auf Maximum
16–17 Uhr	Blutzucker besonders hoch; 2. Blutdruck-Spitze
17–18 Uhr	2. Tageshoch (beste Trainingszeit); Kaffee und Tee ungünstig
18–19 Uhr	Geringste Schmerzempfindlichkeit; Müdigkeit
19–20 Uhr	Allergische Reaktionen sehr stark
20–21 Uhr	Morgenmuffel werden kreativ und aktiv; Reaktionszeit am besten, hohe Histaminempfindlichkeit
21–22 Uhr	Beste Zeit zum Lernen (Langzeitgedächtnis)

22–23 Uhr	Höchste Leukozytenzahl, Müdigkeit
23–24 Uhr	Hoher Wachstums- und Erneuerungsschub, Leberregeneration, Blutdruckabfall, beste Einschlafzeit;
24–01 Uhr	1. Traumphase: Stunden höchster Schmerzempfindlichkeit (Zahnschmerzen) höchste Kälteempfindlichkeit; höchste Epidermis-Proteinsynthese, Erneuerung der Blutzellen (außer Leukozyten), Kortison am tiefsten
01–02 Uhr	Temperatur des Körpers stark reduziert; Blutdruck sehr tief, Müdigkeit
02–03 Uhr	Leber arbeitet auf Hochtouren; Körper gegen Gifte besonders widerstandsfähig
03–04 Uhr	Geringste psychische Leistungsfähigkeit; Anfällig für O2-Mangel bei Nachtarbeitern; Adrenalinpegel am tiefsten
04–05 Uhr	Zeit gehäufter Todesfälle, Müdigkeit
05–06 Uhr	Leistung der Nieren minimal. Cortisolgehalt im Blut max.
06–07 Uhr	♂ max. Geschlechtshormon im Blut, Herzfrequenz ↑; Kaliumausscheidung ↑; Temperatur ↑
07–08 Uhr	Zellerneuerung tiefster Stand (Ausnahme Haut): Abwehrkraft gegen Viren und Bakterien ↑ ; Ansteckung führt selten zu spürbarer Erkrankung; Blut fließt schlecht; Thrombosegefahr

Frühaufsteher }
Abendmensch } Verschieben des zirkadianen Rhythmus um 2 Std.

Teil VIII: Die Wirkung der Psyche auf den Körper

Die Wirkung der Gedanken

Jeder Gedanke hat eine unmittelbare Wirkung auf die Zellen des Körpers. Gedanken sind Energie, sie haben eine messbare Schwingung, eine Frequenz. Je nachdem, ob der Gedanke positiv oder negativ ist, ist die entsprechende Reaktion auf den Körper. Positive Gedanken motivieren und fördern die Kreativität und stärken den Körper, negative Gedanken mindern die Aufnahmefähigkeit, lassen den Körper verkrampfen und können auf Dauer krank machen.

Wer sich z.B. schon vor der Arbeit viele Gedanken um die ungewisse Zukunft im Unternehmen oder die unfähigen Kollegen macht, steht unter Stress. Hier wird schon vor der Arbeit eine Höchstleistung vom Körper abverlangt. Stress kann ein Druckgefühl auslösen, der Atem geht schneller, das Herz muss mehr pumpen, der Blutdruck steigt an. Nachgewiesen ist, dass Stress Entzündungsprozesse auslöst, die das Risiko einer Herz-Kreislauf-Erkrankung erhöhen. Außerdem kann es zu Hautproblemen, Tinnitus-Geräuschen im Ohr, Magengeschwüren, Rücken- und Kopfschmerzen, Migräne oder Allergien kommen. Neueste Forschungen haben ergeben, dass auch das Bindegewebe in Haut, Muskeln, Gelenken und Gefäßen durch Stresseinwirkung nachhaltig geschädigt wird. Jahrzehntelang wurde das Bindegewebe als bloße Füllmasse vernachlässigt.

Doch nun ist klar, dass Bindegewebe sich in Reaktion auf psychischen Stress zusammenzieht und eine Verhärtung herbeiführt. Gerade Rückenschmerzpatienten haben eindeutig verdickte Faszien. Da die Faszien dicht mit Rezeptoren und Nervenenden besiedelt sind, können sie Schmerzen auslösen.

Placebo-Nocebo

Dass geistiger Stress regelrecht krank machen kann, zeigt der Placebo und Noceboeffekt. Nocebo (Ich werde schaden), Placebo (Ich werde gefallen) beschreibt eine heilende oder schädigende Wirkung ohne Wirkstoff. Wenn ein Patient die Diagnose vom Arzt gestellt bekommt mit dem Hinweis, dass chronische Folgen zu erwarten sind, steigt die Wahrscheinlichkeit, dass er auch wirklich chronisch krank wird. Wenn ein Patient die gleiche Diagnose mit dem Hinweis vom Arzt bekommt, dass es sich nur um einen zeitweiligen Zustand handelt und es nach ein paar Monaten wieder geheilt ist, steigt die Wahrscheinlichkeit auf Heilung um ein mehrfaches.

Heilende Gedanken

Gedanken spielen eine wichtige Rolle bei dem Heilungsprozess unseres Körpers. Je nachdem welche Botschaft die Gedanken enthalten, blockieren oder fördern sie den Selbstheilungsprozess. Ändert sich das Denken, ändern sich auch die Strukturen im Gehirn und körperliche Leiden können nachlassen. So ist es wichtig, sich die oft unbewussten Gedanken bewusst zu machen, sie neutral zu beobachten, also nicht als „schlecht“ abzuwerten und sie dann in eine für den Heilungsprozess förderliche Richtung zu lenken.

Positiv formulierte Zielsätze

Achten Sie darauf, Ihre Heilungssätze immer positiv zu formulieren wie: „Mein Knie/Bein/Arm ist heil und kräftig“. Ein negativ formulierter Satz wie: „Ich will keine Schmerzen mehr haben“ lenkt die Aufmerksamkeit und Energie auf das, was Sie nicht mehr wollen, damit bekommt Ihr Körper das Signal „Schmerz“. Das Unterbewusste kann die Negation nicht aufnehmen, nimmt also nur das auf, was Sie eigentlich nicht mehr wollen: Schmerz.

Gedanken, die die Heilung des Körpers unterstützen, sind z.B. „Mir geht es immer besser", „Mein Knie/Bein/Arm wird von Minute zu Minute kräftiger" oder „Alles wird gut." Diese Gedanken haben einen direkten positiven Effekt auf den Körper und helfen ihm, alle Kräfte im Inneren zu mobilisieren, damit schnell Heilung eintreten kann. Gedanken, die dagegen verzweifeln lassen und somit noch mehr Stress produzieren, wirken sich wiederum negativ auf den Körper aus, wie z.B. „Ich habe solche Schmerzen und sie werden immer schlimmer" oder „Ich werde nie wieder richtig gesund."

Die Wirkung der Gefühle

Neurobiologen, Biochemiker und Physiologen sind sich einig, dass stressige Gefühle wie Trauer oder Verzweiflung Nervenzellen beeinflussen, Hormonkonzentrationen verschieben, das Immunsystem schwächen oder sich negativ auf Organfunktionen auswirken. Das Stresshormon Cortisol kann sogar den Teil des Gehirns schädigen, der für das Langzeitgedächtnis eine Rolle spielt. Forschungen haben eine deutliche Wirkung von Zorn auf Herz- und Gefäßerkrankungen festgestellt. Zudem hat die Neurobiologie erkannt, dass psychische Schmerzen in derselben Gehirnregion ankommen wie körperliche, sie werden also genauso wahrgenommen wie körperlicher Schmerz.

Positive Gefühle wie Freude und Liebe wirken sich direkt auf das körperliche Wohlbefinden aus und verlängern sogar die Lebenszeit. Eine Studie bescheinigte zufriedenen Menschen eine deutlich längere Lebenszeit als unzufriedenen. Menschen, die ein positives Grundgefühl haben und mit Optimismus durchs Leben gehen, sind bereit aus Fehlern zu lernen und lassen sich von ihnen nicht aus der Bahn werfen, sie begreifen sie als Chance für Wachstum. Sie sehen in allem, was geschieht, einen Sinn. Das lässt Menschen vertrauensvoller in die Zukunft schauen und steigert die Zufriedenheit.

Häufige Ursache für Wut und Ärger

Wut und Ärger gehen häufig daraus hervor, wie wir unser Leben, die Menschen und die Welt wahrnehmen. Der Kommunikationspsychologe Schulz von Thun präsentiert in seinem Klassiker „Miteinander reden" das 4-Ohren-Modell. Wenn wir Nachrichten empfangen, hören wir nicht nur auf einem Ohr, sondern haben vier Möglichkeiten, den empfangenen Satz zu hören: auf der Sachebene, als Appell, als Selbstoffenbarung oder auf der Beziehungsebene. Wer vorrangig auf dem Beziehungsohr hört, setzt alles, was geschieht, mit sich selbst in Beziehung. Jeder Satz des Kollegen, jede noch so flüchtige Bemerkung wird als „Angriff" auf die eigene Person gesehen. Dass so ein Mensch ständig wütend und verletzt ist, ist verständlich. Wer dagegen die gleiche Nachricht auf der reinen Sachebene empfängt, könnte viel gelassener und entspannter reagieren.

„The Work"

Die Amerikanerin Byron Katie hat eine Methode entwickelt, die sie selbst „The Work" (Die Arbeit) nennt und mit der jeder stressige Gedanke über jemand anderen anhand von 4 Fragen überprüft werden kann. Sie fragt danach, ob der Gedanke wirklich wahr ist, wie wir reagieren auf den Gedanken und wer wir ohne diesen Gedanken wären. „The Work" führt in einen Zustand der inneren Ruhe und Klarheit. Die Annahme, der andere meine etwas „persönlich", wird hier systematisch hinterfragt und losgelassen. Was durch „The Work" geschieht, ist eine tiefere Verbindung zum anderen und zu sich selbst.

Selbstheilungskräfte aktivieren

Aufmerksamkeit

Der positive Einfluss von Meditation auf die Gesundheit ist anhand von Studien belegt. Hier beobachtet der Meditierende aufmerksam seine Gefühle, wie sie kommen und gehen. Er lernt so, jedes Gefühl, was auftaucht, anzunehmen und muss es nicht länger unterdrücken. Wer z.B. Wut spürt, sich ihrer bewusst wird und sie aufmerksam beobachtet, wird feststellen, dass sie sich allmählich auflöst. Unterdrückte Wut kann dagegen zu psychischen und physischen Erkrankungen führen.

Entspannung

Wer stetig unter Stress steht, verspannt sich oft unbemerkt. Die Rückenmuskeln sind dauerhaft in Aktion und fangen an zu schmerzen. Entspannungsübungen können in vielen Fällen verhindern, dass Schmerzen überhaupt entstehen. Wer sich zu entspannen lernt, kann diese Reaktionen unterbrechen. Schon einfache Übungen der Entspannung wie Autogenes Training oder einfaches bewusstes Atmen können helfen. Jedes tiefe Einatmen in den Bauch und langsame Ausatmen, bringt Entspannung.

Progressive Muskelentspannung nach Jacobson

Der Arzt und Physiologe E. Jacobson (1885–1976) entwickelte ein Training, das die Wechselwirkungen der Psyche und muskulärer Spannung bzw. Entspannung zur Grundlage hat. Das Prinzip beruht darauf, Muskeln erst anzuspannen, diese Anspannung kurz zu halten und dann wieder zu entspannen. Mit geschlossenen Augen konzentriert man sich auf die Wahrnehmung der Anspannung und der Entspannung der vom Trainer genannten Muskelgruppen. So kommt es zum bewussten Wahrnehmen von der Anspannung genauso wie der Entspannung. Zum Schluss wird man für einige Zeit der bewussten Wahrnehmung des Entspannungszustandes überlassen, bevor man langsam aus dem Zustand der Entspannung zurückgeführt wird. Diese Methode sollte regelmäßig geübt werden, damit Verspannungen frühzeitig erkannt und beseitigt werden können.

In Bewegung bleiben

Jede Art der Bewegung wie Spazierengehen, Walking oder Schwimmen, aber auch Yoga oder Pilates sind geeignet, sich zu entspannen und den

Körper nachhaltig zu stärken. Wer an Rückenschmerzen leidet, nimmt das jedoch oft zum Anlass, sich weniger zu bewegen, weil er den Schmerz vermeiden will. Doch die Muskeln des Rückens brauchen Bewegung, um wieder gestärkt zu werden. Bewegungslosigkeit bei Rückenschmerzen kann zu einem jahrelangen Leiden führen, denn die Muskulatur des Rückens verkümmert und schmerzt schließlich noch mehr.

Musik fördert den Heilungsprozess

Wer häufig Musik hört, selbst musiziert oder in einem Chor mitsingt, tut viel für seine Gesundheit. Der Körper reagiert auf Musik sehr positiv. Tanzen oder Singen heben deutlich die Stimmung, das haben schon zahlreiche Untersuchungen ergeben. Musik kann aber noch mehr. Sie hat einen großen Einfluss auf die Körperrhythmen, also auf die Herzfrequenz und den Pulsschlag. Blutdruck und damit verbunden auch die Aktivität des Gehirns, der Atemrhythmus, Sauerstoffverbrauch, Stoffwechsel und das Schmerzempfinden reagieren auf musikalische Reize. Bewegung zu Musik gilt als besonders heilsam. Beim Paartanz, wenn man sich in den Armen hält, wird im Körper zusätzlich Oxytocin ausgeschüttet. Das „Kuschelhormon“ weckt Gefühle der Zuneigung und der Geborgenheit.

Teil IX: Der Körper in Bewegung

Ausreichende Bewegung ist die Voraussetzung dafür, vital und fit bis ins hohe Alter zu bleiben. Bewegung löst Muskelverspannungen im Schulter- und Nackenbereich, verbessert die Herz- und Kreislaufleistung, stärkt das Immunsystem, fördert die Fettverbrennung und reduziert somit Gewicht. Doch wer den Körper trainiert, sorgt auch für ein seelisches Gleichgewicht und geistige Stärke. Nach nur 30 Minuten Ausdauertraining bei einer gleichmäßigen Atmung werden Glückshormone wie Serotonin und Endorphine ausgeschüttet. Diese Stoffe wirken entspannend und regen die Phantasie und Kreativität an. Wer Sport draußen treibt, erhöht außerdem durch die frische Luft die Sauerstoffaufnahme des Gehirns. Im Folgenden seien einige Sportarten ausgewählt, die Ihren Körper in Aktivität versetzen, ihm genügend Energie zukommen lassen und die Wahrnehmung unseres Körpers und der Bewegungsabläufe schärfen.

Jogging

Joggen gilt als das Ausdauertraining schlechthin und wirkt sich nicht nur auf das Herz-Kreislauf-System positiv aus, sondern auch auf die Lunge, das Immunsystem, die Knochen, Muskulatur und die Psyche. Anfänger sollten langsam anfangen und sich kontinuierlich steigern, damit sich Bänder, Sehnen und Gelenke an die Belastung gewöhnen. Auch sollten Anfänger nicht sofort jeden Tag joggen, dreimal in der Woche reicht aus.

Nordic Walking

Das koordinierte Gehen mit den Stöcken kommt ursprünglich aus Finnland, wo Langlauf-Athleten es als Sommertraining ausüben. Nordic Walking ist eine recht komplexe Sportart und sollte deswegen zuvor in einem Seminar erlernt werden. Wer technisch nicht richtig walkt, kann auf längere Sicht Verletzungsgefahren ausgesetzt sein. Wer dreimal in der Woche für eine Stunde Nordic Walking praktiziert, stärkt sein Immunsystem, baut Verspannungen im Hals- und Schulterbereich ab und stärkt die Schultermuskulatur, sowie Bauch-, Brust- und Rückenmuskulatur. Nordic Walking gilt als sehr schonend für die Gelenke. Die Hüft-, Knie- und Fußgelenke werden nur sanft belastet, aber nicht überbelastet. Dies unterstützt die Ernährung des Knorpels und die Bildung von Gelenkflüssigkeit. Die Gelenke bleiben fit, beweglich und schmerzfrei.

Schwimmen
Die physikalischen Eigenschaften des Wassers wirken sich gesundheitlich positiv auf den menschlichen Körper aus. Das Element Wasser hat eine etwa tausendmal größere Dichte als Luft. Jede Bewegung in diesem Element wird also gegen einen größeren Widerstand ausgeführt. Die Brust, Schulter-, und Armmuskulatur wird gestärkt, das Herz-Kreislauf-System trainiert und die Lungenfunktion verbessert. Regelmäßiges Schwimmen wirkt sich positiv auf das Lungenvolumen aus und führt zu einem regelmäßigeren Atemrhythmus, der für Entspannung sorgt.

Tai Chi Chuan
Tai Chi Chuan, was sinngemäß soviel heißt wie „Das höchste Letzte durch Bewegungskunst", ist eine waffenlose Kampfkunst, die aus fließenden, sanften, langsamen Bewegungen besteht. Es ist eine Art mediativer Heilgymnastik, bei der die Lebensenergie, das „Qi", wieder frei fließen kann. Der Mensch gelangt zur inneren Ausgeglichenheit. Wer regelmäßig Tai Chi Chuan ausübt, stärkt sein Immunsystem, senkt zu hohen Blutdruck, steigert seine Koordinationsfähigkeit und baut nachhaltig Stress ab.

Pilates
Mit Hilfe von Pilates, einem Ganzkörpertraining, können z.B. gezielt Verspannungen im Nacken gelöst werden. Pilates basiert auf einer sanften Kräftigung der Muskulatur, primär der Beckenboden-, Bauch- und Rückenmuskulatur. Benannt wurde die Methode nach Joseph Hubertus Pi-

lates (1883–1967). Er war ein britischer Turner, Taucher, Bodybuilder und Zirkusartist. Er entwickelte ein System aus Dehn- und Kräftigungsübungen, die Fehlhaltungen korrigieren sollen und die Körperstruktur damit in die richtige Balance bringen. Wichtig ist die Aufmerksamkeit bei der Bewegungsausführung, hiermit werden Körper und Geist miteinander vereint und ins Gleichgewicht gebracht. Durch Pilates werden Muskeln flexibler, Gelenke beweglicher und der Rücken gestärkt.

Yoga

Yoga gilt als eine der beliebtesten Entspannungsmethoden. Es hat seinen Ursprung im alten Indien und geht zurück bis in die vorchristliche Zeit. Yoga bringt mit seinen meditativen Bewegungsübungen Körper, Seele und Geist in Einklang. Es gibt viele verschiedene Yoga-Arten, von denen „Hatha-Yoga" die bekannteste ist. Dabei werden Entspannungslagen, Sitzhaltungen sowie Körperstellungen, aber auch Atem- und Konzentrationsübungen praktiziert. Gelenke und Wirbelsäule werden gedehnt und der Blutdruck reguliert. Aus den USA stammt Aerial Yoga, es verbindet traditionelle Asanas (Yoga-Übungen) mit Techniken der Akrobatik. Beim Aerial Yoga schwebt man mithilfe eines großen Tuchs in der Luft, erlebt das Gefühl von Schwerelosigkeit hautnah. In dieser Position kann man besonders gut loslassen, denn das von der Decke hängende Tuch trägt die Übenden. Diese Methode ist besonders schonend für die Gelenke.

„Barre Concept"

Der neue Fitness-Trend aus den USA heißt „Barre Concept". Der Mix aus Yoga, Pilates und Ballett soll für eine schlanke Linie und gute Laune sorgen. Ballett schult die Beweglichkeit und Balance. Pilates trainiert gezielt Muskeln und Yoga macht den Körper geschmeidig und flexibel. Mit der Hand an der „Barre"-Holz werden grazile Übungen möglich. Der Wechsel aus verschiedenen Elementen ist nicht nur effektiv, sondern macht auch (vor allem durch die musikalische Unterstützung) jede Menge Spaß.

Teil X: Weitere Heilmethoden

Akupunktur

Bereits seit über 2000 Jahren hat sich die Akupunktur bewährt. Sie gilt als eine Methode zur Schmerzlinderung bei Rücken- und Gelenkbeschwerden, Magen- und Darmbeschwerden oder Kopfschmerzen. Bei der Akupunktur werden Punkte auf dem Körper, die einen Einfluss auf innere Organe haben, mit kleinen Nadeln gereizt. Die von den Nadeln ausgehenden Nervenreize hemmen die Weiterleitung von Schmerzsignalen im Rückenmark. Des Weiteren wird durch die Reizung der Energiefluss des Körpers wieder ins Gleichgewicht gebracht. Die Akupressur ist eine abgeschwächte Form der Akupunktur, hat sich aber gerade zur Vorbeugung von Krankheiten bewährt. Als leicht erlernbare, einfache Technik ist sie gerade in Alltagssituationen hilfreich. Zur Selbstbehandlung reicht die Kenntnis von 5 Punkten, die leicht zu finden sind. Die Punkte werden mit kreisenden Bewegungen im Uhrzeigersinn ca. 1–2 Minuten lang massiert. Es ist darauf zu achten, dass die Punkte mit warmen Händen und in einem entspannten Zustand massiert werden.

Die Technik „EFT – Emotional Freedom Technique“ ist der Akupunktur ähnlich, verwendet jedoch keine Nadeln, sondern erreicht die Heilung durch das Klopfen der Meridianpunkte. Dieser Bereich der energetischen Psychologie wurde bereits erfolgreich angewendet bei körperlichen Schmerzen oder chronischen Erkrankungen.

Osteopathie

In der Osteopathie werden Funktionsstörungen durch manuelle diagnostische und therapeutische Vorgehensweisen erkannt und behandelt. Der Osteopath überprüft die Bewegungen des Patienten und kann so die

Funktionsstörung feststellen, um sie dann mit der Hand zu lösen. Die Methode betrachtet den Patienten in seiner Gesamtheit. Ziel ist die Wiederherstellung der körperlichen Funktionsfähigkeit durch die Aktivierung der Selbstheilungskräfte. Entwickelt wurde die Osteopathie von dem US-Amerikaner Andrew Tayler Still (1828–1917), der sich vor allem mit dem Bewegungsapparat, also mit Knochen, Gelenken, Muskeln und Sehnen beschäftigte.

Cranio-Sacral-Therapie

Eine manuelle Therapie wie die Cranio-Sacral-Therapie kann bei Verspannungen im Hals-, Nacken- und Schulterbereich, bei Verdauungsstörungen oder Kopfschmerzen helfen. Entstanden ist die „Schädel-Kreuzbein-Therapie" aus der Osteopathie.
Wenn der Therapeut mit seinen Händen Blockaden aufspürt, übt er einen sanften Druck auf den Schädel und das Kreuzbein aus, der die Strömungsbewegung des Liquors, der Gehirn-Rückenmark-Flüssigkeit, entstören soll. Die Behandlung kann den Energiefluss im Körper verbessern und somit Selbstheilungskräfte mobilisieren.

Fußreflexzonenmassage

Die Fußreflexzonenmassage führt neben der Schmerzlinderung zur Regulierung der Körperfunktionen, zur Muskelstabilisierung und Gelenkbeweglichkeit. Die ältesten Aufzeichnungen der zu Grunde liegenden Therapie stammen aus dem alten Ägypten, aus Indien und China. Damals erkannte man, dass das Reiben oder Drücken an bestimmten Stellen am Fuß, Schmerzen linderte. Der HNO-Arzt Dr. William Fitzgerald aus den USA entwickelte die Zonentherapie um 1900. Der Fußreflexzonenmassage liegt die Vorstellung zugrunde, dass die Fußsohlen ein verkleinertes Abbild des menschlichen Körpers darstellen. Nach der Heilmethode stehen einzelne Bereiche der Fußsohlen, des Fußrückens, der Fußseiten bis zum Knöchel mit Organen des Körpers in Verbindung.

Wenn nun ein gestörtes oder erkranktes Organ behandelt werden soll, werden die dazu passenden Reflexzonen am Fuß massiert. So wird die Durchblutung verbessert und Schmerzen im Bereich des entsprechenden Organs lassen oft nach. Hierdurch werden Ablagerungen aktiviert. So wird der Organismus darin unterstützt, sie auch auszuscheiden. Die Fußreflexzonenmassage wird gezielt angewendet bei Muskelverspannungen.

Sie können auch zu Hause Ihre Füße massieren. Nehmen Sie einen Fuß und kneten ihn vorsichtig, streichen Sie dann ein paar Mal über den ganzen Fuß. Dafür gehen Sie an der Innenseite von der Großzehe bis zur Ferse und an der Außenzehe von der Ferse zur Kleinzehe. Dann können Sie mit dem Daumen einzelne Reflexzonen massieren oder mehrmals über eine Fußrolle gleiten. Am Schluss streichen Sie Ihre Füße mit leichtem Druck von den Fußgelenken bis zu den Zehen aus. Für geschwollene Füße kann man die Füße auch mit der Mineralstoffsalbe Nr. 8 und Nr. 10 massieren.

Bach-Blüten-Therapie

Die von dem englischen Arzt Dr. Bach entwickelten Bach-Blüten-Essenzen, die aus 38 Pflanzen gewonnen werden, wirken harmonisierend, lindernd und ausgleichend. Zu den beliebtesten Bach-Blüten gehören die so genannten Notfall-Tropfen oder Rescue Remedy. Hierbei handelt es sich um eine fertige Mischung aus den Blüten Cherry Plum, Clematis, Impatiens, Rock Rose und Star of Bethlehem. Die Einnahme hat sich bewährt in großen Stresssituationen. Man kann die Essenzen in Wasser verdünnt einnehmen, ein paar Tropfen direkt auf die Zunge geben oder damit die Schläfen sanft massieren. Die Bach-Blüten-Salbe wird aus den Notfalltropfen und der Essenz Crab Apple hergestellt. Der Vorteil dieser Salbe ist, dass die Wirkung sehr schnell eintritt. Gerade bei Verstauchungen oder Prellungen hilft die Salbe, Schmerzen zu lindern und den natürlichen Heilungsprozess des Körpers zu aktivieren.

Teil XI: Schüßler-Salz-Kuren für mehr Energie

Eine Schüßler-Salz-Kur ist eine ideale Möglichkeit, wenn Sie die Schüßler-Salze kennenlernen wollen oder wenn Sie bislang nur bei Befindlichkeitsstörungen Schüßler-Salze angewendet haben.

- Die Begrenzung auf bis zu vier biochemische Funktionsmittel ist einerseits das vorläufige Maximum, das zum Einstieg für kranke Menschen sinnvoll ist und andererseits das Minimum, das gesunde Menschen brauchen, um die Vielfalt der körperlichen Funktionen anzuregen.
- Der Zeitraum der Anwendung ist übersichtlich. Er umfasst zunächst vier bis acht Wochen.
- Die Kosten sind überschaubar. Bei einer Einnahme von 5–7 Tabletten je Mittel am Tag in einem Zeitraum über acht Wochen kostet die Anwendung bei einem Kauf von je 400 Tabletten ca. 10–14 Cent je Mittel am Tag.

„Immunaufbau-Kur" (3, 8, 10, 21)

Ziele: Stärkung des Immunsystems, des Stoffwechsels, des Nervensystems	
Nr. 3 Ferrum phosphoricum D 12:	generell Erste-Hilfe-Mittel, bei Entzündungen und Infekten
Nr. 8 Natrium chloratum D 6:	Flüssigkeitshaushalt, Schleimhautaufbau
Nr. 10 Natrium sulfuricum D 6:	Ausscheidung und Entgiftung
Nr. 21 Zincum chloratum D 6:	Immunsystem, stabilisiert das Nerven- und Hormonsystem

Neue Power mit der „Kraft-Kur“ (3, 5, 8)

Ziele: bessere Regeneration, erhöhte physische und psychische Leistungsfähigkeit	
Nr. 3 Ferrum phosphoricum D 12:	erhöht die Eisen-/Sauerstoffaufnahme
Nr. 5 Kalium phosphoricum D 6:	Kraftmittel und Zellschutz
Nr. 8 Natrium chloratum D 6:	stärkt die Regeneration

Frischer Schwung mit der „Energie-Plus-Kur“ (2, 5, 7)

Ziele: Stärkung des Nervensystems, der Muskulatur, des Antriebs (auch bei ADS/ADHS), ideal für Sportler oder vor besonderen sportlichen Anstrengungen	
Nr. 2 Calcium phosphoricum D 6:	Regenerationssalz, Knochenaufbaumittel, Entspannung der Muskulatur (Verspannungen, Wadenkrämpfe)
Nr. 5 Kalium phosphoricum D 6:	bei Erschöpfungszuständen, Unterstützung der nervlichen und geistigen Leistungsfähigkeit
Nr. 7 Magnesium phosphoricum D 6:	Energiemittel für jede Zelle, Entspannung des Nervensystems und der Muskulatur, Erste-Hilfe-Mittel bei Schlafstörungen, Schmerzen und Krämpfen

Beweglich bleiben mit der „Schöne-Beine-Kur“ (1, 4, 9, 11)

Ziele: Bindegewebskräftigung, allgemein Besserung bei Problemen des Bewegungsapparates, bei Hautproblemen, Krampfadern, Besenreisern	
Nr. 1 Calcium fluoratum D 12:	Elastizität der Gewebe, Bänderprobleme, Krampfadern
Nr. 4 Kalium chloratum D 6:	Fließfähigkeit des Blutes, Drüsenmittel
Nr. 9 Natrium phosphoricum D 6:	Abbau überschüssiger Säuren, Sodbrennen
Nr. 11 Silicea D 12	Bindegewebsmittel, löst Säuren! (Mit 3 Tabletten/Tag beginnen)

Entgiften mit der „Stoffwechsel-Aktiv-Kur“ (4, 8, 9, 10)

Ziele: Stärkung der Ausscheidungsorgane, Entgiften, Begleitung bei Diäten	
Nr. 4 Kalium chloratum D 6:	bindet chemische Gifte und regt die Drüsen an
Nr. 8 Natrium chloratum D 6:	reguliert den Flüssigkeitshaushalt, stabilisiert die Niere
Nr. 9 Natrium phosphoricum D 6:	baut überschüssige Säuren ab
Nr. 10 Natrium sulfuricum D 6	unterstützt Leber und Dickdarm in der Entgiftung

Teil XII: Die äußerliche Anwendung

Die Haut ist das größte Organ des Menschen. Mit der äußeren Anwendung der Schüßler-Salze werden die Mineralstoffmoleküle direkt an den Stellen wirksam, an denen äußerlich die Störungen sichtbar geworden sind. Sie ersetzt die innere Anwendung nicht. Dennoch wirkt die Aufnahme über äußerliche Anwendungen auch auf den gesamten Organismus und kann sinnvoll werden, wenn die innerliche Einnahme nicht möglich scheint oder abgelehnt wird.

Bei **Mineralstoffbädern** sollte die Temperatur leicht unter Körpertemperatur (nicht über 37 Grad Celsius) liegen, damit die Haut die Mineralstoffe aufnehmen kann, Badedauer 10–15 Minuten. Bei Vollbädern werden ca. 12–20 Stück des jeweiligen Mineralstoffs genommen.

Beispiele für Anwendungen:
Arthrose: Nr. 8, Nr. 17
Bänder, Sehnen: Nr. 1, Nr. 8, Nr. 11
Kraft: Nr. 3, Nr. 5, Nr. 7
Schmerzen: Nr. 3, Nr. 7
Verspannungen: Nr. 2, Nr. 7

Es sind auch **Teilbäder** möglich (ca. 7–10 Stück des jeweiligen Mineralstoffs):
Sitzbad: z. B. bei Problemen im Analbereich; im Vaginalbereich können die Tabletten auch direkt eingeführt werden.
Fußbäder: z. B. bei Ausschlägen, wunden Füßen
Unterarm- und Handbäder

Waschungen:
Zur Unterstützung insbesondere bei Personen, die kein (Teil-)Bad nehmen können. Die Mineralstoffe werden in körperwarmem Wasser aufgelöst.

Kompressen:
Augen (Nr. 3, Nr. 8 bei Schwellungen auch 10, 12)
Gesicht
Nacken
Tücher, Tupfer, Wattepads in den Mineralstoffen tränken und 10–15 Minuten auflegen.

Breiauflagen
Sie empfehlen sich im akuten Fall körperlicher Störungen, z.B. bei Insektenstichen (Nr. 2 und Nr. 8) oder Brandwunden (Nr. 3 und Nr. 8).
Lösen Sie die Mineralstoffe mit abgekochtem Wasser breiig an. Die Anzahl der Mineralstoffe hängt von der Größe der Fläche ab. Legen Sie den Brei auf die betreffenden Hautstellen auf und decken Sie den Brei mit einer Frischhaltefolie ab. So bleibt das feuchte Klima erhalten und die Mineralstoffmoleküle lösen sich im Wasser und können von der Haut aufgenommen werden.

Beispiele für Anwendungen:
Bänderprobleme: Nr. 1, Nr. 3, Nr. 8, Nr. 11
Gelenkschmerzen: Nr. 3, Nr. 8
Schwellungen: Nr. 4, Nr. 8, Nr. 10, Nr. 12

Cremes und Lotionen
Für die tägliche Anwendung gibt es biochemische Cremes und Lotionen, die eine einfache und pflegende Anwendung ermöglichen. Sie sind ebenso wie die Schüßler-Salze in Apotheken erhältlich. Nutzen Sie beispielsweise die biochemische Creme Nr. 3 als Handcreme bei schmerzenden Fingergelenken. Oder pflegen Sie sich täglich mit der biochemischen Lotion Nr. 7 und energetisieren und entspannen dabei gleichzeitig Ihren Körper.

Biochemische Cremes zur Anwendung auf Reflexzonen

Die Haut kann die verdünnten Mineralstoffmoleküle aufnehmen. Dies wird in der Anwendung bei äußeren Störungen genutzt. Darüber hinaus können die Impulse der Schüßler-Salze in Sekundenbruchteilen über die Nervenbahnen übertragen werden. Die Energiezonen der Haut werden in vielen Therapien erfolgreich genutzt. In den folgenden Anwendungen werden die Körperstellen angegeben, die als energetische Schlüsselpunkte die entsprechenden Meridiane/Organe aktivieren. Die Anwendung der Cremes erfolgt morgens und abends. In akuten Situationen wird die Anwendung wiederholt, bis eine Besserung eintritt. Die Creme wird dünn aufgetragen und mit leichtem Druck einmassiert. Bei den Bildern sind der Übersicht halber nur die Nummern der Schüßler-Salze angegeben.

Angst

oberer Nackenbereich	**Nr. 7**
Brustbein	**Nr. 5**
eine Handbreit unterhalb der Kniescheiben	**Nr. 5 und Nr. 11 im Wechsel**

Herzstärkung

Herzregion	**Nr. 2 und Nr. 7 und Nr. 5 im Wechsel**
Wangen vorne	**Nr. 2 und Nr. 7 und Nr. 5 im Wechsel**

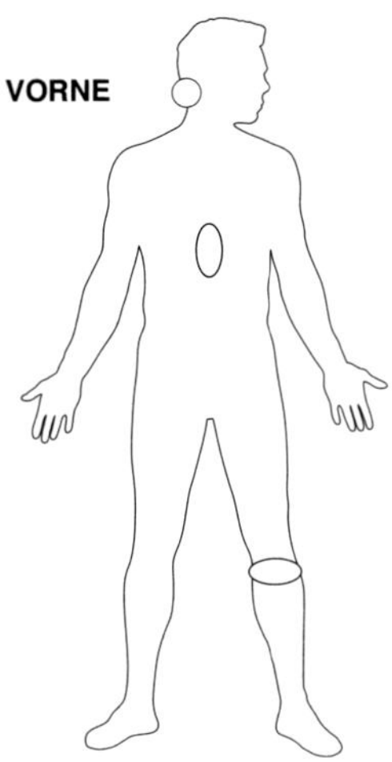

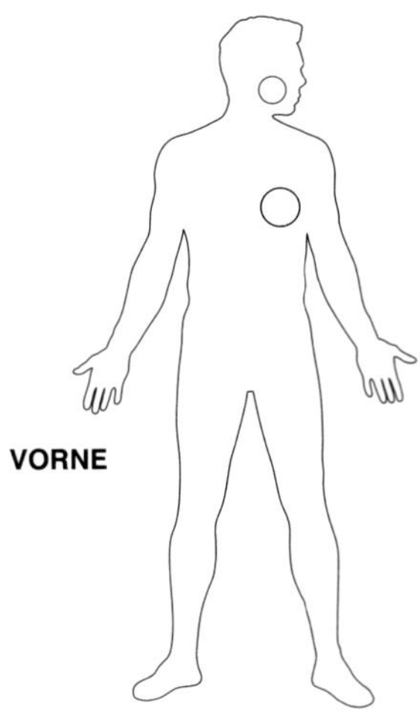

Darmbeschwerden (nervös)

Hüften	Nr. 5 und Nr. 11 im Wechsel

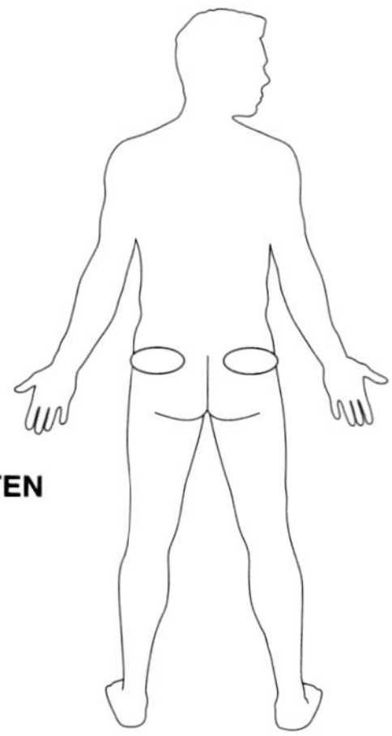

HINTEN

Schlafstörungen

Nacken	Nr. 7

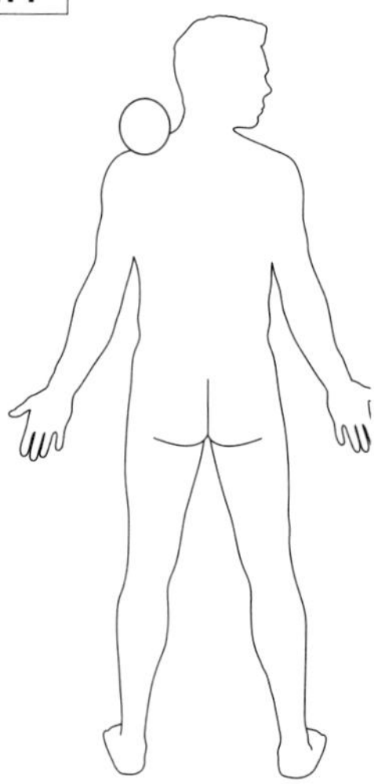

HINTEN

Verspannungen

Nacken bis zum Ohr	Nr. 7
Übergang Rücken	Nr. 5 und Nr. 2 im Wechsel

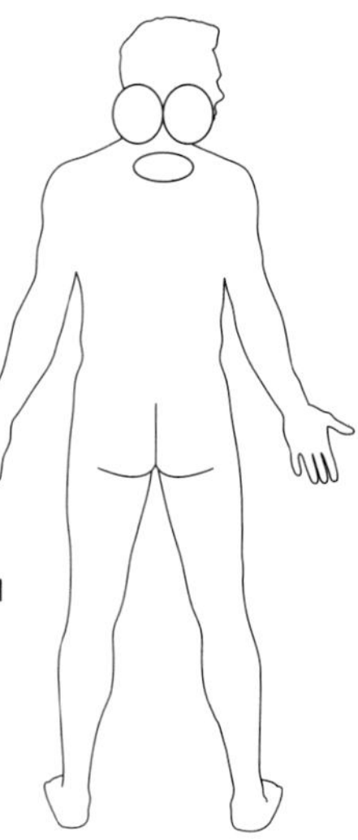

HINTEN

Teil XIII: Anhang

Häufig gestellte Fragen

Wie wird das richtige Schüßler-Salz für die Einnahme bestimmt?
Die Auswahl des richtigen Schüßler-Salzes bzw. einer sinnvollen Kombination verschiedener Schüßler-Salze kann anhand einer körperlichen Störung oder allgemein zur Stärkung des mentalen und seelischen Wohlbefindens erfolgen. Das Register der Anwendungen gibt Hilfestellung für die Auswahl. Entsprechend der Beschreibungen der einzelnen Schüßler-Salze kann eine spezifische Auswahl getroffen werden. Je nach Anliegen (akut, chronisch, besondere Belastungssituation) wird anschließend die Dosierung bestimmt (siehe Teil II). Die angegebenen Kombinationen können als Kuren zur Begleitung bei Beschwerden oder auch zur Prophylaxe genutzt werden. Weitergehende Hinweise finden sich für interessierte Anwenderinnen und Anwender in der Literatur (Angaben siehe Anhang).

Ein wesentliches Instrumentarium in der Biochemie nach Dr. Schüßler ist die Antlitzanalyse, die von ausgebildeten Beratern der Biochemie nach Dr. Schüßler angewandt wird. In der Antlitzanalyse wird der Zustand der Haut (Färbungen, Turgor, Hautstrukturen, Falten) als Hinweis auf den Versorgungszustand des betreffenden Menschen an biochemischen Funktionsmitteln hinzugezogen. Es ist keine Diagnose, also keine Aussage über mögliche körperliche Störungen oder Erkrankungen damit verbunden. Eine optimale individuelle Einnahmeempfehlung kann von ausgebildeten Beraterinnen und Beratern erstellt werden (Beraterdatenbank auf der Internetseite www.institut-fuer-biochemie.de).

Wie viele Schüßler-Salze können gleichzeitig angewandt werden?
Die Anzahl der Schüßler-Salze hängt von den Störungen beziehungsweise von ihrem unterschiedlichen Bedarf ab. Es gibt keine Gegenspieler bei

den Schüßler-Salzen. Anders als bei herkömmlichen grobstofflichen Mineralstoffpräparaten behindern sich die verschiedenen Schüßler-Salze nicht gegenseitig in der Aufnahme. Im Gegenteil: Die körperlichen Prozesse erfordern oft notwendigerweise verschiedenste Mineralstoffe gleichzeitig. Allerdings sollte bei schwer kranken Menschen sehr genau darauf geachtet werden, welche Anregungen und Unterstützung der Körper sinnvollerweise bekommen soll. Im Zweifel sollte die Beratung in der Apotheke oder eine therapeutische Begleitung genutzt werden.

Wie schnell wirken die Schüßler-Salze?

Der Erfolg der Anwendung der Schüßler-Salze hängt davon ab, bei welcher Störung bzw. welchem Anliegen die Einnahme erfolgt und ob das richtige Schüßler-Salz/die richtigen Schüßler-Salze in einer ausreichenden Dosierung gewählt wurden. In akuten Fällen wirkt die Einnahme überraschend schnell. Beispielsweise hat sich in der Anwendungspraxis bei Halsschmerzen jede fünf Minuten eine Tablette Nr. 3 Ferrum phosphoricum ausgezeichnet bewährt. Bei chronischen Störungen erfordert die Anwendung der Schüßler-Salze Geduld. Zum Beispiel auf der körperlichen Ebene: Ein Mensch leidet unter verstärkter Hornhautbildung am Fuß mit zum Teil schmerzhaften Einrissen. Diese Störung verweist auf eine chronische Störung und erfordert die Anwendung von Nr. 1 Calcium fluoratum über einen mehrmonatigen Zeitraum. Es kann sein, dass Störungen im Organismus vorhanden sind, die nicht wahrgenommen wurden, z. B. eine mangelnde Elastizität der Gefäßwände, die ebenfalls die Anwendung von Nr. 1 Calcium fluoratum erfordert. In der Hierarchie des Organismus werden nun die Störungen im Bereich der Gefäßwände vorrangig ausgeglichen, weil diese – im Unterschied zur Hornhaut an den Fersen – lebenswichtige Bedeutung haben. Eine wesentliche Unterstützung der erfolgreichen Anwendung ist in diesem Zusammenhang die äußere Anwendung der Schüßler-Salze. Mit der äußeren Anwendung der Creme Nr. 1 Calcium fluoratum bei Hornhautstörungen kann die Anwendung optimiert werden.

Gibt es Nebenwirkungen der Schüßler-Salze?
Die biochemischen Funktionsmittel werden seit fast 140 Jahren erfolgreich angewendet. Bislang wurden keine Nebenwirkungen oder Wechselwirkungen mit anderen naturheilkundlichen oder allopathischen Medikamenten beobachtet. Es gibt daher auch keine Gegenanzeigen. Keines der Funktionsmittel wurde jemals für Schwangere ausgeschlossen. Die Anwendung der Schüßler-Salze ist vom ersten bis zum letzten Lebenstag möglich.
Schüßler-Salze können als Bestandteil der Hausapotheke in einfachen Fällen schnelle und wertvolle Hilfe bieten. Auch in der Gesundheitsvorsorge haben sie sich ihren festen Platz erobert. Die Behandlung Kranker gehört allerdings in die Hände qualifizierter Ärzte und Heilpraktiker.
In manchen Fällen zeigen sich nach der Einnahme der Schüßler-Salze Reaktionen. Wenn der Körper beginnt, belastende Stoffe und Säuren auch über die Haut auszuscheiden, zeigen sich in diesen Fällen Reaktionen der Haut in Form von Rötungen oder juckenden Hautstellen. Manchmal führt die verstärkte Ausscheidung zu leichten Durchfällen oder vorübergehend zu Schwellungen. Auch Regenerationsbeschwerden im Bereich der Bänder sind möglich.

Dürfen Diabetiker die Mineralstoffe nehmen?
Ja, auf jeden Fall! 1BE=12 Gramm Kohlenhydrat, das entspricht 48 Tabletten zu 0,25g. Eine Tablette entspricht ungefähr einer Kilokalorie. Diabetiker nutzen am besten die Möglichkeit der Auflösung der Mineralstoffe, um die Aufnahme des Milchzuckers gering zu halten.

Ist der Milchzucker (Laktose) gut verträglich?
Der Milchzucker (Laktose) ist die Trägersubstanz für die Mineralstoffe. Gewonnen wird die Laktose aus Molke (Milch). Sie findet in der Nahrungs- und pharmazeutischen Industrie vielfache Verwendung: Fertigsuppen, Wurstwaren, Zucker- und Backwaren.
Die Laktose wir durch ein Enzym (Laktase) im Darm gespalten. Ist im Darm zu wenig Laktase vorhanden, kommt es zur Laktoseintoleranz und

damit zu folgenden Symptomen: Durchfall, Bauchkrämpfe, Blähungen. Bei Symptomen der Unverträglichkeit sollten die Schüßler-Salze in gelöster Form angewendet werden. In diesem Fall kaltes Wasser wählen, damit sich der Milchzucker nicht im Wasser löst. Die Flüssigkeit kann, nachdem der Schluck einen Moment im Mund gehalten wurde, wieder ausgespuckt werden, damit die Aufnahme der Laktose auf ein Minimum reduziert wird.

In den seltenen Fällen einer Allergie können die Schüßler-Salze als Dilutionen oder Globuli genutzt werden.

Laktose wird erst im Dünndarm gespalten, sodass eine kariöse Wirkung auf die Zähne kaum gegeben ist. Es gelten hierbei die grundsätzlichen Hygiene- und Pflegemaßnahmen.

Wie lange sollen die Schüßler-Salze eingenommen werden?

Die Dauer der Einnahme richtet sich einerseits nach dem Ziel, das mit der Einnahme verfolgt wird. Anderseits ist die individuelle Ausgangssituation des Menschen entscheidend dafür, wie lange der Organismus benötigt, seinen Bedarf so zu decken, dass ein zufriedenstellendes Ergebnis erreicht werden kann. Zur Prophylaxe eignet sich eine Einnahme in Form einer Kuranwendung, beispielsweise während einer Fastenkur oder bei den Wachstumsschüben der Kinder. Die Schüßler-Salze sollten mindestens solange genommen werden, bis eine Besserung der Beschwerden einsetzt. Besser ist es aber, die Mineralstofftabletten noch einige Tage oder Wochen weiter zu nehmen, um den gestörten Mineralstoffhaushalt nachhaltig zu regulieren.

Bei chronischen Beschwerden oder zur Gesundheitsprophylaxe können die Schüßler-Salze auch über Monate oder Jahre eingenommen werden.

Welche Fehler können bei der Anwendung unterlaufen?

Je nach individueller Verfasstheit wird häufig festgestellt, dass in den Beschreibungen (der Anwendungen) der Schüßler-Salze so vieles zutrifft, dass alle 12 Schüßler-Salze angewandt werden könnten. Eine breite Anwendung der Schüßler-Salze sollte allerdings entweder auf der Grundla-

ge bewährter Einnahmepläne (s. Literatur) oder fachkundiger Beratung erfolgen. Der Körper hat dann die Chance, den „Betrieb" erfolgreich wieder aufzunehmen. Das erhöht den Erfolg der Anwendung.
Vielfach wird die Anwendung zu schnell wieder abgebrochen, weil eine rasche Wirkung auch bei chronischen Störungen erwartet wird. Oder die Dosierung ist zu niedrig und wird dem individuellen Bedarf nicht gerecht. Häufig vernachlässigt wird die äußere Anwendung der Schüßler-Salze, die bei allen Problemen zusätzliche und rasche Hilfe bringen kann.

Können die Schüßler-Salze zusätzlich zu anderen Medikamenten eingenommen werden?
Die Schüßler-Salze unterstützen jede andere Heilweise, weil sie dem Körper die notwendigen Betriebsstoffe zuführen. Sie können daher zusätzlich zu allen allopathischen und homöopathischen Arzneimitteln eingenommen werden. Informieren Sie Ihre Heilpraktikerin/Ihren Heilpraktiker oder Ärztin/Arzt über die Einnahme.

Anwendungen von A–Z

Für Ihre eigene Orientierung wurden zur Übersicht die „Anwendungen von A–Z" (siehe Folgeseiten) zusammengestellt. Sie dienen der schnellen Orientierung.

Es wird immer nur ein Einnahmeplan angewandt und dieser eventuell um einzelne Mittel ergänzt. Die Hauptmineralstoffe für einen Anwendungsbereich einschließlich der Differenzierung sind durch Fettdruck deutlich hervorgehoben. Es ist möglich, nur die Hauptmineralstoffe anzuwenden. Zu Fragen der Einnahme und möglichen Reaktionen siehe die entsprechenden Informationen in Teil I, II und XII. Die äußere Anwendung sollte, wo möglich, immer einbezogen werden. Medizinische und fachkundige Hilfe und Begleitung ist in vielen Fällen unabdingbar. Es wird nicht bei jeder Anwendung darauf hingewiesen.

Anwendungen von A–Z

Anwendungen	Differenzierung	Mineralstoffe (Nummer)
Abgespannt		Nr. 2 Calcium phosphoricum **Nr. 5 Kalium phosphoricum**
Ablagerungen	durch Säurebelastung: in Form von Steinen, Grieß, Knoten	**Nr. 2 Calcium phosphoricum** Nr. 8 Natrium chloratum **Nr. 9 Natrium phosphoricum** **Nr. 11 Silicea**
	von Hornhaut	Nr. 1 Calcium fluoratum
Abwehrkräfte	Stärkung	Nr. 3 Ferrum phosphoricum
Ärger/Zorn		**Nr. 6 Kalium sulfuricum** Nr. 7 Magnesium phosphoricum **Nr. 10 Natrium sulfuricum**
Aggression		Nr. 8 Natrium chloratum Nr. 9 Natrium phosphoricum **Nr. 10 Natrium sulfuricum**
Albträume		Nr. 2 Calcium phosphoricum Nr. 7 Magnesium phosphoricum Nr. 24 Arsenum jodatum
Akne	allgemein Akne vulgaris	Nr. 3 Ferrum phosphoricum Nr. 4 Kalium chloratum **Nr. 9 Natrium phosphoricum** Nr. 11 Silicea Nr. 21 Zincum chloratum
	zusätzlich	Äußere Anwendung
Allergische Hautreaktionen	allgemein	**Nr. 2 Calcium phosphoricum** Nr. 3 Ferrum phosphoricum Nr. 4 Kalium chloratum **Nr. 8 Natrium chloratum** Nr. 10 Natrium sulfuricum Nr. 21 Zincum chloratum Akut: Nr. 24 Arsenum jodatum
Angst	allgemein	Nr. 2 Calcium phosphoricum Nr. 5 Kalium phosphoricum Nr. 7 Magnesium phosphoricum

Anwendungen	Differenzierung	Mineralstoffe (Nummer)
	durch innere Unruhe	Nr. 14 Kalium bromatum Nr. 15 Kalium jodatum
Anämie		Nr. 2 Calcium phosphoricum
Anlaufschmerz		Nr. 1 Calcium fluoratum Nr. 3 Ferrum phosphoricum Nr. 9 Natrium phosphoricum Nr. 11 Silicea
Anspannung		Nr. 1 Calcium fluoratum Nr. 2 Calcium phosphoricum Nr. 7 Magnesium phosphoricum
Antriebslosigkeit		Nr. 5 Kalium phosphoricum Nr. 7 Magnesium phosphoricum
Aphthen		Nr. 3 Ferrum phosphoricum **Nr. 4 Kalium chloratum** Nr. 5 Kalium phosphoricum Nr. 8 Natrium chloratum
Appetitlosigkeit	allgemein	**Nr. 2 Calcium phosphoricum** Nr. 4 Kalium chloratum **Nr. 5 Kalium phosphoricum**
	Völlegefühl	Nr. 6 Kalium sulfuricum
Arteriosklerose		**Nr. 1 Calcium fluoratum** Nr. 4 Kalium chloratum **Nr. 9 Natrium phosphoricum** Nr. 11 Silicea
Arthritis		Nr. 1 Calcium fluoratum **Nr. 3 Ferrum phosphoricum** Nr. 4 Kalium chloratum **Nr. 8 Natrium chloratum** Nr. 9 Natrium phosphoricum Nr. 17 Manganum sulfuricum

Anwendungen	**Differenzierung**	**Mineralstoffe (Nummer)**
Arthrose		Nr. 1 Calcium fluoratum Nr. 4 Kalium chloratum **Nr. 8 Natrium chloratum** **Nr. 17 Manganum sulfuricum**
Atem	atemlos	**Nr. 6 Kalium sulfuricum** Nr. 7 Magnesium phosphoricum Nr. 10 Natrium sulfuricum
	stockt	Nr. 3 Ferrum phosphoricum Nr. 6 Kalium sulfuricum Nr. 10 Natrium sulfuricum **Nr. 12 Calcium sulfuricum**
Aufregung	zur Beruhigung, akut	Nr. 14 Kalium bromatum
	mit Übelkeit	Nr. 6 Kalium sulfuricum
Aufstoßen		Nr. 7 Magnesium phosphoricum Nr. 8 Natrium chloratum
Augen, verklebte		Nr. 4 Kalium chloratum
Augenblinzeln		Nr. 7 Magnesium phosphoricum Nr. 16 Lithium chloratum
Ausdauer		Nr. 3 Ferrum phosphoricum **Nr. 5 Kalium phosphoricum** Nr. 6 Kalium sulfuricum Nr. 10 Natrium sulfuricum
Ausfluss	weißlich	Nr. 4 Kalium chloratum
	klar	Nr. 8 Natrium chloratum
	gelblich	Nr. 6 Kalium sulfuricum
Bänderdehnung		Nr. 1 Calcium fluoratum
Bänderriss		**Nr. 1 Calcium fluoratum** **Nr. 3 Ferrum phosphoricum** Nr. 4 Kalium chloratum Nr. 5 Kalium phosphoricum Nr. 8 Natrium chloratum

Anwendungen	Differenzierung	Mineralstoffe (Nummer)
Bänderschwäche	Erschlaffung	Nr. 1 Calcium fluoratum
	Zerrung	**Nr. 1 Calcium fluoratum** **Nr. 3 Ferrum phosphoricum** Nr. 8 Natrium chloratum Nr. 9 Natrium phosphoricum Nr. 11 Silicea
Bandscheiben-schwäche		Nr. 1 Calcium fluoratum Nr. 3 Ferrum phosphoricum Nr. 5 Kalium phosphoricum **Nr. 8 Natrium chloratum** Nr. 9 Natrium phosphoricum Nr. 11 Silicea
Bandscheibenvorfall	akut	Nr. 3 Ferrum phosphoricum Nr. 7 Magnesium phosphoricum
	langfristig	Nr. 1 Calcium fluoratum Nr. 8 Natrium chloratum
Bauchschmerzen	allgemein	Nr. 7 Magnesium phosphoricum
Beine	Geschwüre	Nr. 4 Kalium chloratum **Nr. 8 Natrium chloratum** **Nr. 9 Natrium phosphoricum** **Nr. 10 Natrium sulfuricum** Nr. 11 Silicea
	Schweregefühl	Nr. 10 Natrium sulfuricum
Belastungsschmerz		Nr. 1 Calcium fluoratum Nr. 3 Ferrum phosphoricum
Besenreiser		Nr. 1 Calcium fluoratum Nr. 4 Kalium chloratum Nr. 9 Natrium phosphoricum Nr. 11 Silicea
Bewegungs-unfähigkeit		Nr. 1 Calcium fluoratum Nr. 12 Calcium sulfuricum

Anwendungen	**Differenzierung**	**Mineralstoffe (Nummer)**
Bindegewebe	Kräftigung	Nr. 1 Calcium fluoratum **Nr. 4 Kalium chloratum** Nr. 8 Natrium chloratum **Nr. 9 Natrium phosphoricum** Nr. 10 Natrium sulfuricum **Nr. 11 Silicea** Nr. 12 Calcium sulfuricum
Bindehautreizung	Bindehautentzündung	**Nr. 3 Ferrum phosphoricum** Nr. 8 Natrium chloratum Nr. 9 Natrium phosphoricum **Nr. 11 Silicea** Nr. 12 Calcium sulfuricum
	gerötete Augenlider	**Nr. 3 Ferrum phosphoricum** Nr. 4 Kalium chloratum Nr. 8 Natrium chloratum
Blähungen	allgemein	Nr. 7 Magnesium phosphoricum Nr. 10 Natrium sulfuricum
Blasenentzündung	akut	Nr. 3 Ferrum phosphoricum Nr. 8 Natrium chloratum
	chronisch	Nr. 8 Natrium chloratum Nr. 9 Natrium phosphoricum **Nr. 11 Silicea** Nr. 12 Calcium sulfuricum Nr. 16 Lithium chloratum
Blasenreizung	allgemein zur Stärkung	Nr. 1 Calcium fluoratum **Nr. 3 Ferrum phosphoricum** Nr. 8 Natrium chloratum Nr. 9 Natrium phosphoricum
	Reizblase nervös	Nr. 3 Ferrum phosphoricum Nr. 7 Magnesium phosphoricum Nr. 8 Natrium chloratum **Nr. 9 Natrium phosphoricum** **Nr. 11 Silicea**

Anwendungen	Differenzierung	Mineralstoffe (Nummer)
Blutarmut		Nr. 2 Calcium phosphoricum
Blutdruck	hoher	Nr. 8 Natrium chloratum Akut zusätzlich: Nr. 14 Kalium bromatum
	niedriger	Nr. 2 Calcium phosphoricum Nr. 5 Kalium phosphoricum
Bluterguss		Nr. 1 Calcium fluoratum Nr. 9 Natrium phosphoricum **Nr. 11 Silicea** Nr. 12 Calcium sulfuricum
	zusätzlich	Äußere Anwendung
Blutgefäße	Stärkung	**Nr. 1 Calcium fluoratum** Nr. 3 Ferrum phosphoricum Nr. 4 Kalium chloratum Nr. 9 Natrium phosphoricum Nr. 11 Silicea
Blutung, starke		Nr. 2 Calcium phosphoricum Nr. 22 Calcium carbonicum
Borreliose (Begleit- und Nachbehandlung)		Nr. 3 Ferrum phosphoricum Nr. 4 Kalium chloratum Nr. 21 Zincum chloratum Nr. 24 Arsenum jodatum
Brandblasen		Nr. 3 Ferrum phosphoricum **Nr. 8 Natrium chloratum**
Brust	Brustdrüsenentzündung	**Nr. 3 Ferrum phosphoricum** Nr. 4 Kalium chloratum
Cholesterin		Nr. 5 Kalium phosphoricum Nr. 7 Magnesium phosphoricum Nr. 9 Natrium phosphoricum

Anwendungen	**Differenzierung**	**Mineralstoffe (Nummer)**
Cellulite		Nr. 1 Calcium fluoratum Nr. 2 Calcium phosphoricum Nr. 4 Kalium chloratum Nr. 8 Natrium chloratum Nr. 9 Natrium phosphoricum Nr. 10 Natrium sulfuricum Nr. 11 Silicea **Nr. 12 Calcium sulfuricum**
Darm	Entzündung	**Nr. 3 Ferrum phosphoricum** Nr. 4 Kalium chloratum Nr. 8 Natrium chloratum
	Grippe	Nr. 3 Ferrum phosphoricum Nr. 4 Kalium chloratum Nr. 8 Natrium chloratum Nr. 10 Natrium sulfuricum
	Krämpfe	Nr. 7 Magnesium phosphoricum
Dehnungsstreifen		Nr. 1 Calcium fluoratum Nr. 11 Silicea Nr. 21 Zincum chloratum Äußere Anwendung!
Depressive Verstimmungen		Nr. 5 Kalium phosphoricum
Diabetes	allgemein	Nr. 6 Kalium sulfuricum Nr. 10 Natrium sulfuricum
Dreitagesfieber		Nr. 3 Ferrum phosphoricum Nr. 4 Kalium chloratum **Nr. 5 Kalium phosphoricum**
Drüsen	allgemein	Nr. 4 Kalium chloratum Nr. 7 Magnesium phosphoricum
	Eiterung	Nr. 9 Natrium phosphoricum Nr. 11 Silicea Nr. 12 Calcium sulfuricum

Anwendungen	Differenzierung	Mineralstoffe (Nummer)
	Entzündung	Nr. 3 Ferrum phosphoricum Nr. 4 Kalium chloratum
	Schwellung	Nr. 4 Kalium chloratum Nr. 12 Calcium sulfuricum
	Verhärtung	Nr. 1 Calcium fluoratum
Durchfall	allgemein	Nr. 3 Ferrum phosphoricum Nr. 8 Natrium chloratum **Nr. 10 Natrium sulfuricum**
	durch Übersäuerung	Nr. 9 Natrium phosphoricum
	grünlich gelblich	Nr. 10 Natrium sulfuricum
	stinkend faulig	Nr. 5 Kalium phosphoricum
	mit Krämpfen	Nr. 7 Magnesium phosphoricum
Einknicken der Gelenke		Nr. 1 Calcium fluoratum
Einschlafstörung		Nr. 2 Calcium phosphoricum Nr. 7 Magnesium phosphoricum
Eisenmangel		Nr. 3 Ferrum phosphoricum
Eiterung		Nr. 3 Ferrum phosphoricum Nr. 9 Natrium phosphoricum Nr. 11 Silicea
Ekzem		Nr. 9 Natrium phosphoricum
Energie		Nr. 2 Calcium phosphoricum Nr. 5 Kalium phosphoricum Nr. 7 Magnesium phosphoricum
Entgiftung		Nr. 4 Kalium chloratum Nr. 6 Kalium sulfuricum Nr. 8 Natrium chloratum Nr. 10 Natrium sulfuricum

Anwendungen	Differenzierung	Mineralstoffe (Nummer)
Entschlackungs-Kur		Nr. 4 Kalium chloratum Nr. 8 Natrium chloratum Nr. 9 Natrium phosphoricum Nr. 10 Natrium sulfuricum
Entspannung		Nr. 2 Calcium phosphoricum Nr. 7 Magnesium phosphoricum
Entzündung		Nr. 3 Ferrum phosphoricum Nr. 9 Natrium phosphoricum
	mit Anschwellung der Gelenke	Nr. 3 Ferrum phosphoricum Nr. 4 Kalium chloratum Nr. 9 Natrium phosphoricum
Erbrechen	akut, krampfartig	Nr. 7 Magnesium phosphoricum
	durchsichtiger, klarer Schleim	Nr. 8 Natrium chloratum
	Galle	Nr. 10 Natrium sulfuricum
	saure Flüssigkeit	Nr. 9 Natrium phosphoricum
	Schwangerschafts-erbrechen	Nr. 8 Natrium chloratum
Erguss		Nr. 1 Calcium fluoratum Nr. 11 Silicea
Erkältungskrank-heiten	Vorbeugung Immun-Kur	**Nr. 3 Ferrum phosphoricum** Nr. 4 Kalium chloratum Nr. 8 Natrium chloratum Nr. 10 Natrium sulfuricum Nr. 21 Zincum chloratum
	bei Fieber bis 38,5° C	Nr. 3 Ferrum phosphoricum
	Schnupfen (Schleim klar)	Nr. 8 Natrium chloratum
	Husten (Schleim weißlich)	Nr. 4 Kalium chloratum

Anwendungen	Differenzierung	Mineralstoffe (Nummer)
	Husten (Schleim weißlich)	Nr. 4 Kalium chloratum
Erschöpfung		Nr. 3 Ferrum phosphoricum Nr. 5 Kalium phosphoricum Nr. 8 Natrium chloratum Nr. 22 Calcium carbonicum
	Rekonvaleszenz	Nr. 2 Calcium phosphoricum Nr. 3 Ferrum phosphoricum Nr. 5 Kalium phosphoricum Nr. 8 Natrium chloratum
	bei Abmagerung	Nr. 2 Calcium phosphoricum Nr. 18 Calcium sulfuratum
Fersenschmerz		Nr. 1 Calcium fluoratum Nr. 3 Ferrum phosphoricum
Fersensporn		**Nr. 1 Calcium fluoratum** **Nr. 2 Calcium phosphoricum** Nr. 9 Natrium phosphoricum Nr. 11 Silicea
Fettleibigkeit		Nr. 9 Natrium phosphoricum Nr. 23 Natrium bicarbonicum
Fibromyalgie		Nr. 8 Natrium chloratum Nr. 9 Natrium phosphoricum Nr. 11 Silicea Nr. 12 Calcium sulfuricum Nr. 23 Natrium bicarbonicum
Fieber	allgemein	**Nr. 3 Ferrum phosphoricum** Nr. 5 Kalium phosphoricum Nr. 8 Natrium chloratum
	bei Fieber bis 38,5° C	Nr. 3 Ferrum phosphoricum
	bei Fieber über 38,5° C	Nr. 5 Kalium phosphoricum
	bei der Gefahr von Fieberkrämpfen zusätzlich	Nr. 2 Calcium phosphoricum

Anwendungen	**Differenzierung**	**Mineralstoffe (Nummer)**
Finger	zusammengekrümmt	Nr. 1 Calcium fluoratum
	Gelenke gichtig	Nr. 8 Natrium chloratum Nr. 16 Lithium chloratum
Fistel		Nr. 3 Ferrum phosphoricum Nr. 4 Kalium chloratum Nr. 9 Natrium phosphoricum Nr. 10 Natrium sulfuricum **Nr. 11 Silicea** Nr. 12 Calcium sulfuricum
Flatulenz		Nr. 7 Magnesium phosphoricum Nr. 10 Natrium sulfuricum
Flexibilität		Nr. 1 Calcium fluoratum Nr. 8 Natrium chloratum
Frustration		Nr. 8 Natrium chloratum Nr. 10 Natrium sulfuricum
Furunkel (Abszess)		Nr. 1 Calcium fluoratum **Nr. 9 Natrium phosphoricum** Nr. 11 Silicea **Nr. 12 Calcium sulfuricum** Nr. 21 Zincum chloratum
	zusätzlich	Äußere Anwendung
Füße	geschwollen	Nr. 8 Natrium chloratum Nr. 10 Natrium sulfuricum
	kalt	Nr. 2 Calcium phosphoricum Nr. 8 Natrium chloratum
Gehörgang-entzündung		**Nr. 3 Ferrum phosphoricum** Nr. 10 Natrium sulfuricum
Gelassenheit		Nr. 2 Calcium phosphoricum Nr. 7 Magnesium phosphoricum Nr. 12 Calcium sulfuricum
Gelenke	blitzartige Schmerzen	Nr. 7 Magnesium phosphoricum

Anwendungen	Differenzierung	Mineralstoffe (Nummer)
	Entzündung	Nr. 1 Calcium fluoratum Nr. 2 Calcium phosphoricum **Nr. 3 Ferrum phosphoricum** **Nr. 8 Natrium chloratum** Nr. 9 Natrium phosphoricum Nr. 11 Silicea Nr. 22 Calcium carbonicum
	Geräusche (Knacken)	Nr. 2 Calcium phosphoricum **Nr. 8 Natrium chloratum**
	Instabilität	**Nr. 1 Calcium fluoratum** Nr. 8 Natrium chloratum Nr. 11 Silicea
	Schwellung	**Nr. 4 Kalium chloratum** **Nr. 8 Natrium chloratum** Nr. 10 Natrium sulfuricum Nr. 12 Calcium sulfuricum
	nächtliches Kribbeln	Nr. 2 Calcium phosphoricum
	Verhärtung des Knorpels	Nr. 1 Calcium fluoratum Nr. 8 Natrium chloratum
	Wasseransammlungen	Nr. 10 Natrium sulfuricum
Genickstarre		Nr. 1 Calcium fluoratum Nr. 2 Calcium phosphoricum
Gereiztheit		Nr. 2 Calcium phosphoricum Nr. 7 Magnesium phosphoricum Nr. 9 Natrium phosphoricum Nr. 11 Silicea
Gerstenkorn		Nr. 1 Calcium fluoratum Nr. 3 Ferrum phosphoricum Nr. 4 Kalium chloratum Nr. 9 Natrium phosphoricum **Nr. 11 Silicea**

Anwendungen	Differenzierung	Mineralstoffe (Nummer)
Geschwüre		Nr. 1 Calcium fluoratum **Nr. 9 Natrium phosphoricum** **Nr. 11 Silicea** Nr. 12 Calcium sulfuricum Nr. 21 Zincum chloratum
Gewebe	brandig, nekrotisch	Nr. 5 Kalium phosphoricum
Gicht		Nr. 3 Ferrum phosphoricum Nr. 8 Natrium chloratum **Nr. 9 Natrium phosphoricum** Nr. 10 Natrium sulfuricum **Nr. 11 Silicea** Nr. 12 Calcium sulfuricum **Äußerliche Anwendung: Breiauflage**
Gliederschmerzen		Nr. 3 Ferrum phosphoricum **Nr. 10 Natrium sulfuricum**
	geschwollene Glieder	Nr. 4 Kalium chloratum Nr. 8 Natrium chloratum
	zusätzlich: wenn die Schmerzen im Körper wandern	Nr. 6 Kalium sulfuricum
	zusätzlich: verstärken sich durch Witterungswechsel	Nr. 2 Calcium phosphoricum
Gliedmaßen	eingeschlafene	Nr. 2 Calcium phosphoricum
Halsschmerzen		**Nr. 3 Ferrum phosphoricum** Nr. 4 Kalium chloratum Nr. 9 Natrium phosphoricum Nr. 12 Calcium sulfuricum

Anwendungen	Differenzierung	Mineralstoffe (Nummer)
Haare	Ausfall	Nr. 11 Silicea Nr. 21 Zincum chloratum
	fettige Haare	Nr. 9 Natrium phosphoricum
	Schuppen	Nr. 1 Calcium fluoratum Nr. 8 Natrium chloratum
Haltungsschaden		**Nr. 1 Calcium fluoratum** Nr. 2 Calcium phosphoricum Nr. 5 Kalium phosphoricum **Nr. 7 Magnesium phosphoricum** Nr. 9 Natrium phosphoricum **Nr. 11 Silicea**
Hämorrhoiden		Nr. 1 Calcium fluoratum Nr. 4 Kalium chloratum Nr. 9 Natrium phosphoricum Nr. 11 Silicea
Harndrang		Nr. 8 Natrium chloratum Nr. 10 Natrium sulfuricum
Haut Immer zusätzlich: äußerliche Anwendung	Erschlaffung	**Nr. 1 Calcium fluoratum** Nr. 5 Kalium phosphoricum Nr. 8 Natrium chloratum **Nr. 11 Silicea**
	Hornhaut	Nr. 1 Calcium fluoratum
	Hautrisse	Nr. 1 Calcium fluoratum
	Schrunden	Nr. 1 Calcium fluoratum

Anwendungen	Differenzierung	Mineralstoffe (Nummer)
	Nährung und Aufbau	Nr. 1 Calcium fluoratum Nr. 3 Ferrum phosphoricum Nr. 4 Kalium chloratum Nr. 6 Kalium sulfuricum Nr. 8 Natrium chloratum Nr. 9 Natrium phosphoricum Nr. 10 Natrium sulfuricum Nr. 11 Silicea Nr. 19 Cuprum arsenicosum Nr. 21 Zincum chloratum
	Abschuppung, klebrig	Nr. 6 Kalium sulfuricum
	Schwangerschaftsflecken	Nr. 6 Kalium sulfuricum
	Ausschläge – klebriger Untergrund	Nr. 6 Kalium sulfuricum
	Farbe bräunlich gelb bis gelblich	Nr. 6 Kalium sulfuricum
	Hornstoffaustritt, übermäßige Schwielenbildung (gelblich an Händen und Füßen)	Nr. 1 Calcium fluoratum
	Hautkribbeln (beim Schlafen)	Nr. 2 Calcium phosphoricum
	juckend	Nr. 6 Kalium sulfuricum **Nr. 7 Magnesium phosporicum** **Nr. 10 Natrium sulfuricum** Nr. 24 Arsenum jodatum
	Zusätzlich: bei nässenden Ekzemen	Nr. 13 Kalium arsenicosum Nr. 24 Arsenum jodatum
	Rötung (warm bis heiß)	**Nr. 3 Ferrum phosphoricum**
	Trocken – fettarm	Nr. 9 Natrium phosphoricum

Anwendungen	**Differenzierung**	**Mineralstoffe (Nummer)**
Hautabsonderungen	trocken – feuchtigkeitsarm	Nr. 8 Natrium chloratum Nr. 15 Kalium iodatum
	unreine Haut, s. Akne	
	Verhärtungen	Nr. 1 Calcium fluoratum
	Verrunzelung, welke Haut	Nr. 1 Calcium fluoratum
	blutig – faulig riechend, schmierig	Nr. 5 Kalium phosphoricum
	bräunlich gelb – schleimig-klebrig	Nr. 6 Kalium sulfuricum Zur Ausscheidung: Nr. 10 Natrium sulfuricum
	brennend	Nr. 8 Natrium chloratum
	eitrig	Nr. 9 Natrium phosphoricum Nr. 11 Silicea Nr. 12 Calcium sulfuricum
	farbloser, wässriger Schleim	Nr. 8 Natrium chloratum
	fettig	Nr. 9 Natrium phosphoricum
	grünlich gelb – wässrig	Nr. 10 Natrium sulfuricum
	honiggelb – rahmartig	Nr. 9 Natrium phosphoricum
	Hornstoff- als Hornhaut -oder als Platten auf der Hautoberfläche	Nr. 1 Calcium fluoratum
	bläulich rote Verfärbung	Nr. 10 Natrium sulfuricum
	unter der Hautoberfläche grünlich gelb bevor die Flüssigkeit austritt	Nr. 10 Natrium sulfuricum
	wässrig – glasig – farblos	Nr. 8 Natrium chloratum
	weiß oder weißgrau, wie Mehl	Nr. 4 Kalium chloratum Nr. 8 Natrium chloratum

Anwendungen	Differenzierung	Mineralstoffe (Nummer)
Heißhunger	diffuses Hungergefühl nach Schokolade	Nr. 5 Kalium phosphoricum Nr. 7 Magnesium phosphoricum
	nach Speisen, v.a. Süßes und Fettes	Nr. 9 Natrium phosphoricum
	nach Pikantem, Geräuchertem	Nr. 2 Calcium phosphoricum
Herz	Schwäche	Nr. 5 Kalium phosphoricum
Herzklopfen	nervöses	Nr. 7 Magnesium phosphoricum als „Heiße Sieben“
	verstärkt in der Nacht	Nr. 2 Calcium phosphoricum
	Rhythmusstörung	Nr. 2 Calcium phosphoricum Nr. 7 Magnesium phosphoricum Nr. 8 Natrium chloratum
	starkes Herzklopfen	Nr. 7 Magnesium phosphoricum
Herzstärkung		Nr. 2 Calcium phosphoricum Nr. 5 Kalium phosphoricum Nr. 7 Magnesium phosphoricum
Hexenschuss – Lumbago		Nr. 1 Calcium fluoratum **Nr. 2 Calcium phosphoricum** Nr. 3 Ferrum phosphoricum **Nr. 7 Magnesium phosphoricum** Nr. 8 Natrium chloratum **Nr. 9 Natrium phosphoricum** **Nr. 11 Silicea**
Hüftgelenk		Nr. 8 Natrium chloratum Nr. 22 Calcium carbonicum
	Entzündung	Nr. 3 Ferrum phosphoricum
	Schmerzen	Nr. 3 Ferrum phosphoricum

Anwendungen	Differenzierung	Mineralstoffe (Nummer)
Hüftknochen	Abszess	Nr. 3 Ferrum phosphoricum **Nr. 9 Natrium phosphoricum** **Nr. 11 Silicea** Nr. 22 Calcium carbonicum
	Schmerzen	Nr. 3 Ferrum phosphoricum Nr. 22 Calcium carbonicum
Husten	allgemein	Nr. 3 Ferrum phosphoricum **Nr. 4 Kalium chloratum** Nr. 8 Natrium chloratum Nr. 10 Natrium sulfuricum
	zäher Schleim	Nr. 4 Kalium chloratum
HWS-Syndrom		Nr. 2 Calcium phosphoricum Nr. 7 Magnesium phosphoricum
Hyperaktivität		Nr. 2 Calcium phosphoricum Nr. 5 Kalium phosphoricum Nr. 7 Magnesium phosphoricum
Impfungen, Impffolgen		**Nr. 2 Calcium phosphoricum** Nr. 3 Ferrum phosphoricum Nr. 4 Kalium chloratum
Immunsystem (Kur)		Nr. 3 Ferrum phosphoricum Nr. 4 Kalium chloratum Nr. 8 Natrium chloratum Nr. 10 Natrium sulfuricum Nr. 21 Zincum chloratum
Infektanfälligkeit		**Nr. 3 Ferrum phosphoricum** Nr. 4 Kalium chloratum Nr. 8 Natrium chloratum Nr. 10 Natrium sulfuricum Nr. 21 Zincum chloratum
Infektion		Nr. 3 Ferrum phosphoricum

Anwendungen	Differenzierung	Mineralstoffe (Nummer)
Insektenstich		Nr. 2 Calcium phosphoricum Nr. 8 Natrium chloratum Äußerlich als Breiauflage Nr. 3 Ferrum phosphoricum
Ischias		Nr. 1 Calcium fluoratum Nr. 2 Calcium phosphoricum **Nr. 7 Magnesium phosphoricum** Nr. 8 Natrium chloratum **Nr. 9 Natrium phosphoricum** **Nr. 11 Silicea**
Juckreiz		Nr. 6 Kalium sulfuricum **Nr. 7 Magnesium phosphoricum** **Nr. 10 Natrium sulfuricum** Nr. 12 Calcium sulfuricum
	After	Nr. 8 Natrium chloratum
	Kopfhaut	Nr. 8 Natrium chloratum
Karpaltunnel-syndrom		Nr. 1 Calcium fluoratum **Nr. 2 Calcium phosphoricum** Nr. 3 Ferrum phosphoricum Nr. 5 Kalium phosphoricum Nr. 8 Natrium chloratum
Kehlkopf-entzündung		**Nr. 3 Ferrum phosphoricum** **Nr. 5 Kalium phosphoricum**
Keuchhusten (Begleitbehandlung)	allgemein	**Nr. 2 Calcium phosphoricum** **Nr. 4 Kalium chloratum** Nr. 6 Kalium sulfuricum Nr. 8 Natrium chloratum
	bellend	Nr. 2 Calcium phosphoricum auch äußerlich als Creme
	krampfartig	Nr. 2 Calcium phosphoricum Nr. 7 Magnesium phosphoricum

Anwendungen	Differenzierung	Mineralstoffe (Nummer)
Kniegelenk		Nr. 1 Calcium fluoratum **Nr. 4 Kalium chloratum** **Nr. 8 Natrium chloratum** Nr. 11 Silicea
	Entzündung	Nr. 3 Ferrum phosphoricum
	geschwollen	Nr. 4 Kalium chloratum Nr. 8 Natrium chloratum Nr. 10 Natrium sulfuricum
	versteift	**Nr. 1 Calcium fluoratum** Nr. 8 Natrium chloratum Nr. 9 Natrium phosphoricum Nr. 11 Silicea
	Wasseransammlung	Nr. 10 Natrium sulfuricum
Knochen	Aufbau	**Nr. 1 Calcium fluoratum** **Nr. 2 Calcium phosphoricum** Nr. 7 Magnesium phosphoricum Nr. 8 Natrium chloratum **Nr. 9 Natrium phosphoricum** **Nr. 11 Silicea** Nr. 22 Calcium carbonicum
	Kribbeln	Nr. 2 Calcium phosphoricum
Knochenbruch		Nr. 1 Calcium fluoratum **Nr. 2 Calcium phosphoricum** Nr. 8 Natrium chloratum Nr. 9 Natrium phosphoricum Nr. 11 Silicea
Knochen- deformation		**Nr. 1 Calcium fluoratum** **Nr. 2 Calcium phosphoricum** Nr. 7 Magnesium phosphoricum Nr. 22 Calcium carbonicum
Knochenhaut- entzündung		**Nr. 1 Calcium fluoratum** Nr. 3 Ferrum phosphoricum

Anwendungen	Differenzierung	Mineralstoffe (Nummer)
Knorpel	Aufbau	Nr. 5 Kalium phosphoricum Nr. 8 Natrium chloratum Nr. 9 Natrium phosphoricum Nr. 11 Silicea
Kolik		Nr. 7 Magnesium phosphoricum als „heiße Sieben" Nr. 20 Kalium-Aluminium sulfuricum
Kontrollzwang		Nr. 1 Calcium fluoratum Nr. 2 Calcium phosphoricum Nr. 8 Natrium chloratum Nr. 12 Calcium sulfuricum
Konzentrations-schwäche		Nr. 3 Ferrum phosphoricum Nr. 5 Kalium phosphoricum Nr. 8 Natrium chloratum
Kopfgrind		Nr. 6 Kalium sulfuricum Äußerlich als wässrige Lösung auftragen
Kopfschmerz	allgemein	Nr. 2 Calcium phosphoricum Nr. 3 Ferrum phosphoricum Nr. 5 Kalium phosphoricum Nr. 6 Kalium sulfuricum **Nr. 7 Magnesium phosphoricum** Nr. 8 Natrium chloratum Nr. 10 Natrium sulfuricum
	klopfend, pochend	Nr. 3 Ferrum phosphoricum
	Spannungskopfschmerz	Nr. 2 Calcium phosphoricum
	dumpf	Nr. 8 Natrium chloratum
Kraft		Nr. 3 Ferrum phosphoricum Nr. 5 Kalium phosphoricum Nr. 8 Natrium chloratum
Krampfadern		Nr. 1 Calcium fluoratum Nr. 4 Kalium chloratum Nr. 9 Natrium phosphoricum Nr. 11 Silicea

Anwendungen	Differenzierung	Mineralstoffe (Nummer)
Krämpfe	Waden	Nr. 2 Calcium phosphoricum Äußerliche Anwendung als Creme
	Füße	Nr. 2 Calcium phosphoricum
	vor Erschöpfung	Nr. 5 Kalium phosphoricum
Kreislauf-beschwerden		**Nr. 2 Calcium phosphoricum** Nr. 3 Ferrum phosphoricum **Nr. 5 Kalium phosphoricum** Nr. 8 Natrium chloratum
Krupp		**Nr. 2 Calcium phosphoricum**
Laktoseintoleranz		Mineralstoffe in Form von Dilutionen Nr. 2 Calcium phosphoricum
Lampenfieber		Nr. 7 Magnesium phosphoricum
Leiste	Dehnungsschmerz	Nr. 1 Calcium fluoratum Nr. 11 Silicea
Leistenbruch		Nr. 1 Calcium fluoratum Nr. 11 Silicea
Lippenherpes		**Nr. 3 Ferrum phosphoricum** Nr. 8 Natrium chloratum **Nr. 10 Natrium sulfuricum** Nr. 21 Zincum chloratum
LWS-Syndrom		Nr. 9 Natrium phosphoricum Nr. 11 Silicea Nr. 7 Magnesium phosphoricum als „Heiße Sieben“
Lungenentzündung (Begleitbehandlung)		**Nr. 3 Ferrum phosphoricum** **Nr. 4 Kalium chloratum** Nr. 5 Kalium phosphoricum Nr. 8 Natrium chloratum Nr. 21 Zincum chloratum
Magen		Nr. 8 Natrium chloratum Nr. 9 Natrium phosphoricum

Anwendungen	Differenzierung	Mineralstoffe (Nummer)
Meniskus		**Nr. 1 Calcium fluoratum** Nr. 2 Calcium phosphoricum Nr. 4 Kalium chloratum **Nr. 8 Natrium chloratum** Nr. 11 Silicea
Migräne		Nr. 2 Calcium phosphoricum Nr. 7 Magnesium phosphoricum
Mittelohr-entzündung	leicht, stechend	Nr. 3 Ferrum phosphoricum
	mit hohem Fieber	Nr. 3 Ferrum phosphoricum Nr. 5 Kalium phosphoricum Nr. 10 Natrium sulfuricum Nr. 12 Calcium sulfuricum
	stark schmerzend	Nr. 3 Ferrum phosphoricum Nr. 12 Calcium sulfuricum
	eitrig	Nr. 11 Silicea Nr. 12 Calcium sulfuricum
Müdigkeit		Nr. 5 Kalium phosphoricum
Mumps (Begleitbehandlung)		**Nr. 3 Ferrum phosphoricum** Nr. 4 Kalium chloratum Nr. 5 Kalium phosphoricum Nr. 8 Natrium chloratum **Nr. 9 Natrium phosphoricum**
Mundschleimhaut	Entzündung	**Nr. 3 Ferrum phosphoricum** Nr. 4 Kalium chloratum Nr. 8 Natrium chloratum Nr. 21 Zincum chloratum
Mundsoor		Nr. 4 Kalium chloratum Nr. 5 Kalium phosphoricum Nr. 8 Natrium chloratum
Muskeln	vor der Anstrengung	Nr. 3 Ferrum phosphoricum

Anwendungen	Differenzierung	Mineralstoffe (Nummer)
Muskelkater		Nr. 3 Ferrum phosphoricum **Nr. 6 Kalium sulfuricum** Nr. 7 Magnesium phosphoricum Nr. 9 Natrium phosphoricum Nr. 10 Natrium sulfuricum
Muskelkrämpfe	bei Erschöpfung	Nr. 2 Calcium phosphoricum Nr. 7 Magnesium phosphoricum Nr. 5 Kalium phosphoricum
Muskelriss		**Nr. 1 Calcium fluoratum** Nr. 2 Calcium phosphoricum Nr. 3 Ferrum phosphoricum Nr. 5 Kalium phosphoricum Nr. 8 Natrium chloratum Nr. 9 Natrium phosphoricum **Nr. 11 Silicea**
Muskelschwäche		Nr. 2 Calcium phosphoricum **Nr. 3 Ferrum phosphoricum** **Nr. 5 Kalium phosphoricum** Nr. 6 Kalium sulfuricum Nr. 8 Natrium chloratum Nr. 10 Natrium sulfuricum
Muskelzucken		Nr. 9 Natrium phosphoricum Nr. 11 Silicea
Nacken	Schmerzen	**Nr. 2 Calcium phosphoricum** Nr. 7 Magnesium phosphoricum Nr. 9 Natrium phosphoricum Nr. 11 Silicea
	steif	**Nr. 2 Calcium phosphoricum** Nr. 3 Ferrum phosphoricum Nr. 7 Magnesium phosphoricum Nr. 8 Natrium chloratum Nr. 9 Natrium phosphoricum

Anwendungen	Differenzierung	Mineralstoffe (Nummer)
	verspannt	**Nr. 2 Calcium phosphoricum** **Nr. 7 Magnesium phosphoricum** Nr. 8 Natrium chloratum Nr. 9 Natrium phosphoricum
Nägel	splitternde Nägel	Nr. 1 Calcium fluoratum
	Nägelkauen	Nr. 2 Calcium phosphoricum **Nr. 7 Magnesium phosphoricum**
Nahrungsmittel-unverträglichkeit		**Nr. 2 Calcium phosphoricum** Nr. 4 Kalium chloratum Nr. 17 Manganum sulfuricum Nr. 21 Zincum chloratum Nr. 22 Calcium carbonicum
Nasenbluten		**Nr. 2 Calcium phosphoricum**
Nasennebenhöhlen-entzündung		**Nr. 3 Ferrum phosphoricum** Nr. 4 Kalium chloratum Nr. 8 Natrium chloratum
Nervosität		**Nr. 2 Calcium phosphoricum** **Nr. 7 Magnesium phosphoricum** Nr. 14 Kalium bromatum Nr. 15 Kalium jodatum
Neurodermitis		Nr. 2 Calcium phosphoricum Nr. 4 Kalium chloratum Nr. 6 Kalium sulfuricum Nr. 8 Natrium chloratum **Nr. 9 Natrium phosphoricum** **Nr. 10 Natrium sulfuricum** **Nr. 12 Calcium sulfuricum** Nr. 24 Arsenum jodatum
	bei Juckreiz zusätzlich	Nr. 7 Magnesium phosphoricum (auch als „Heiße Sieben“)
Oberschenkel-schmerzen		Nr. 5 Kalium phosphoricum

Anwendungen	Differenzierung	Mineralstoffe (Nummer)
Ödem		Nr. 8 Natrium chloratum Nr. 10 Natrium sulfuricum Äußerliche Anwendung einer Cremeмischung
Ohnmacht		Nr. 5 Kalium phosphoricum
Ohrenschmerzen	leicht, stechend	Nr. 3 Ferrum phosphoricum
	mit hohem Fieber	Nr. 3 Ferrum phosphoricum Nr. 5 Kalium phosphoricum Nr. 10 Natrium sulfuricum Nr. 12 Calcium sulfuricum
	stark schmerzend	Nr. 3 Ferrum phosphoricum Nr. 12 Calcium sulfuricum
	Druck im Ohr	Nr. 10 Natrium sulfuricum
Osteoporose		Nr. 1 Calcium fluoratum **Nr. 2 Calcium phosphoricum** Nr. 7 Magnesium phosphoricum Nr. 8 Natrium chloratum **Nr. 9 Natrium phosphoricum** Nr. 11 Silicea Nr. 22 Calcium carbonicum
Paukenerguss, Tubenkatarrh		Nr. 4 Kalium chloratum **Nr. 10 Natrium sulfuricum**
Perfektionismus		Nr. 12 Calcium sulfuricum **Nr. 24 Arsenum jodatum**
Periostitis		**Nr. 2 Calcium phosphoricum** **Nr. 3 Ferrum phosphoricum** **Nr. 4 Kalium chloratum**
Pfeiffersches Drüsenfieber		**Nr. 3 Ferrum phosphoricum** **Nr. 4 Kalium chloratum** **Nr. 5 Kalium phosphoricum** Nr. 8 Natrium chloratum Nr. 10 Natrium sulfuricum Nr. 21 Zincum chloratum

Anwendungen	Differenzierung	Mineralstoffe (Nummer)
Phantomschmerz		Nr. 5 Kalium phosphoricum
Pigmentflecken		**Nr. 6 Kalium sulfuricum** Zur Ausleitung notwendig: Nr. 10 Natrium sulfuricum
Pilzerkrankungen der Haut	Fußpilz	Nr. 1 Calcium fluoratum
	Hautpilz	**Nr. 5 Kalium phosphoricum** Nr. 8 Natrium chloratum Nr. 9 Natrium phosphoricum Nr. 10 Natrium sulfuricum **Nr. 11 Silicea**
Polypen (vergrößerte Rachenmandel)		Nr. 2 Calcium phosphoricum Nr. 4 Kalium chloratum
Prellungen		**Nr. 1 Calcium fluoratum** Nr. 2 Calcium phosphoricum **Nr. 3 Ferrum phosphoricum** Nr. 5 Kalium phosphoricum Nr. 8 Natrium chloratum Nr. 9 Natrium phosphoricum Nr. 11 Silicea
Pseudokrupp		Nr. 2 Calcium phosphoricum **Nr. 7 Magnesium phosphoricum**
Quetschungen		**Nr. 1 Calcium fluoratum** Nr. 2 Calcium phosphoricum **Nr. 3 Ferrum phosphoricum** Nr. 5 Kalium phosphoricum Nr. 8 Natrium chloratum Nr. 9 Natrium phosphoricum **Nr. 11 Silicea**
Rachitis		Nr. 1 Calcium fluoratum **Nr. 2 Calcium phosphoricum** Nr. 7 Magnesium phosphoricum

Anwendungen	Differenzierung	Mineralstoffe (Nummer)
Regeneration		**Nr. 2 Calcium phosphoricum** Nr. 5 Kalium phosphoricum Nr. 8 Natrium chloratum
Reisekrankheit		Nr. 5 Kalium phosphoricum Nr. 7 Magnesium phosphoricum Nr. 9 Natrium phosphoricum
Restless Legs		Nr. 2 Calcium phosphoricum **Nr. 7 Magnesium phosphoricum** Nr. 9 Natrium phosphoricum **Nr. 11 Silicea** **Nr. 21 Zincum chloratum**
Rheuma		Nr. 2 Calcium phosphoricum Nr. 3 Ferrum phosphoricum Nr. 8 Natrium chloratum **Nr. 9 Natrium phosphoricum** Nr. 11 Silicea Nr. 12 Calcium sulfuricum Nr. 23 Natrium bicarbonicum
Rheumaknoten		Nr. 2 Calcium phosphoricum Nr. 4 Kalium chloratum Nr. 9 Natrium phosphoricum Nr. 11 Silicea Nr. 12 Calcium sulfuricum
Rückenschmerzen		Nr. 1 Calcium fluoratum **Nr. 2 Calcium phosphoricum** **Nr. 3 Ferrum phosphoricum** Nr. 8 Natrium chloratum **Nr. 9 Natrium phosphoricum** Nr. 11 Silicea Nr. 22 Calcium carbonicum
Rückgrat-verkrümmung		**Nr. 1 Calcium fluoratum** Nr. 2 Calcium phosphoricum

Anwendungen	Differenzierung	Mineralstoffe (Nummer)
Schiefhals		Nr. 1 Calcium fluoratum
Schilddrüse		Nr. 4 Kalium chloratum Nr. 7 Magnesium phosphoricum Nr. 15 Kalium jodatum
Schlaf		**Nr. 2 Calcium phosphoricum** **Nr. 7 Magnesium phosphoricum**
	Aufwachen nach Mitternacht	Nr. 2 Calcium phosphoricum Nr. 7 Magnesium phosphoricum Nr. 10 Natrium sulfuricum
	Einschlafstörungen	Nr. 7 Magnesium phosphoricum
	Durchschlafstörungen bei Harndrang	Nr. 8 Natrium chloratum Nr. 10 Natrium sulfuricum Nr. 16 Lithium chloratum
	Schlaflosigkeit Gedankenkreisen	Nr. 5 Kalium phosphoricum Nr. 7 Magnesium phosphoricum
	Schlaflosigkeit bei Geräuschempfindlichkeit	Nr. 2 Calcium phosphoricum Nr. 9 Natrium phosphoricum Nr. 11 Silicea
	Schlaflosigkeit bei innerer Unruhe	Nr. 7 Magnesium phosphoricum Nr. 14 Kalium bromatum Nr. 15 Kalium jodatum
	Schlaflosigkeit nervös	Nr. 7 Magnesium phosphoricum Nr. 9 Natrium phosphoricum Nr. 11 Silicea
	Schlaflosigkeit trotz Ermüdung	Nr. 3 Ferrum phosphoricum Nr. 5 Kalium phosphoricum Nr. 8 Natrium chloratum
	Schlaflosigkeit bei Vollmond	Nr. 7 Magnesium phosphoricum Nr. 25 Aurum chloratum natronatum
	Angst einzuschlafen	Nr. 12 Calcium sulfuricum
	stundenlanges Wachliegen	Nr. 5 Kalium phosphoricum
	Grübeln während der Nacht	Nr. 5 Kalium phosphoricum

Anwendungen	Differenzierung	Mineralstoffe (Nummer)
Schlafwandeln		Nr. 2 Calcium phosphoricum Nr. 7 Magnesium phosphoricum Nr. 25 Aurum chloratum natronatum
Schlappheit		Nr. 3 Ferrum phosphoricum Nr. 5 Kalium phosphoricum Nr. 8 Natrium chloratum
Schleimbeutel-entzündung		**Nr. 3 Ferrum phosphoricum** **Nr. 4 Kalium chloratum** **Nr. 8 Natrium chloratum** Nr. 9 Natrium phosphoricum Nr. 10 Natrium sulfuricum Nr. 11 Silicea
Schluckauf		Nr. 7 Magnesium phosphoricum
Schmerzen		**Nr. 3 Ferrum phosphoricum** Nr. 5 Kalium phosphoricum Nr. 7 Magnesium phosphoricum
	bei chronischen Schmerzen zusätzlich	Nr. 21 Zincum chloratum
Schnupfen	Fließschnupfen	Nr. 4 Kalium chloratum Nr. 8 Natrium chloratum
	Stockschnupfen	Nr. 4 Kalium chloratum Nr. 12 Calcium sulfuricum
	wässrig, klar	Nr. 8 Natrium chloratum
	weiß	Nr. 4 Kalium chloratum
	gelb	Nr. 6 Kalium sulfuricum
	grünlich gelblich	Nr. 10 Natrium sulfuricum
	dick gelbeitrig	Nr. 9 Natrium phosphoricum Nr. 11 Silicea Nr. 12 Calcium sulfuricum
	verstopft	Nr. 4 Kalium chloratum Nr. 12 Calcium sulfuricum

Anwendungen	Differenzierung	Mineralstoffe (Nummer)
Schock		Nr. 5 Kalium phosphoricum Nr. 12 Calcium sulfuricum
Schulter (Luxation)		Nr. 1 Calcium fluoratum
Schwäche		Nr. 2 Calcium phosphoricum Nr. 3 Ferrum phosphoricum Nr. 5 Kalium phosphoricum Nr. 8 Natrium chloratum
Schwellungen		Nr. 10 Natrium sulfuricum
Schweißausbruch		Nr. 2 Calcium phosphoricum Nr. 8 Natrium chloratum
Schweregefühl		Nr. 10 Natrium sulfuricum
Schwindel		Nr. 1 Calcium fluoratum Nr. 3 Ferrum phosphoricum Nr. 5 Kalium phosphoricum Nr. 8 Natrium chloratum
Sehnen- entzündungen		Nr. 3 Ferrum phosphoricum Nr. 8 Natrium chloratum Nr. 9 Natrium phosphoricum Nr. 11 Silicea
Sehnenlähmung		Nr. 5 Kalium phosphoricum
Sehnenriss		**Nr. 1 Calcium fluoratum** **Nr. 3 Ferrum phosphoricum** Nr. 4 Kalium chloratum Nr. 5 Kalium phosphoricum **Nr. 8 Natrium chloratum**
Sehnenzerrung		Nr. 1 Calcium fluoratum **Nr. 3 Ferrum phosphoricum** Nr. 5 Kalium phosphoricum Nr. 8 Natrium chloratum

Anwendungen	Differenzierung	Mineralstoffe (Nummer)
Senkfuß		Nr. 1 Calcium fluoratum Nr. 2 Calcium phosphoricum Nr. 8 Natrium chloratum Nr. 9 Natrium phosphoricum Nr. 11 Silicea
Skoliose		**Nr. 1 Calcium fluoratum** **Nr. 2 Calcium phosphoricum**
Steifheit		Nr. 1 Calcium fluoratum
Sodbrennen		Nr. 8 Natrium chloratum Nr. 9 Natrium phosphoricum Nr. 23 Natrium bicarbonicum
Sonnenallergie		**Nr. 3 Ferrum phosphoricum** Nr. 6 Kalium sulfuricum Nr. 8 Natrium chloratum **Nr. 10 Natrium sulfuricum**
Sonnenbrand		Nr. 3 Ferrum phosphoricum Nr. 8 Natrium chloratum Breiauflage
Soor		Nr. 4 Kalium chloratum Nr. 5 Kalium phosphoricum
Spannungsgefühl		Nr. 1 Calcium fluoratum
Steifigkeit		Nr. 1 Calcium fluoratum Nr. 2 Calcium phosphoricum
Steißbein	Verletzung	Nr. 1 Calcium fluoratum Nr. 2 Calcium phosphoricum
	Schmerzen	Nr. 1 Calcium fluoratum **Nr. 2 Calcium phosphoricum** **Nr. 3 Ferrum phosphoricum** Nr. 8 Natrium chloratum Nr. 9 Natrium phosphoricum **Nr. 11 Silicea**

Anwendungen	Differenzierung	Mineralstoffe (Nummer)
Stoffwechsel zur Aktivierung	Stoffwechselkur	Nr. 3 Ferrum phosphoricum Nr. 4 Kalium chloratum Nr. 8 Natrium chloratum Nr. 9 Natrium phosphoricum Nr. 10 Natrium sulfuricum
	zusätzliche Aktivierung	Nr. 21 Zincum chloratum Nr. 23 Natrium bicarbonbicum
Stress		Nr. 2 Calcium phosphoricum Nr. 5 Kalium phosphoricum **Nr. 7 Magnesium phosphoricum** Nr. 8 Natrium chloratum Nr. 9 Natrium phosphoricum Nr. 21 Zincum chloratum
Taubheitsgefühl	Arme und Beine	**Nr. 2 Calcium phosphoricum** Nr. 7 Magnesium phosphoricum
	in Folge einer Lähmung (Sofortige medizinische Versorgung ist notwendig!)	Nr. 2 Calcium phosphoricum **Nr. 5 Kalium phosphoricum** Nr. 8 Natrium chloratum Nr. 11 Silicea
Tennisarm		Nr. 1 Calcium fluoratum **Nr. 3 Ferrum phosphoricum** **Nr. 4 Kalium chloratum** Nr. 8 Natrium chloratum Nr. 9 Natrium phosphoricum Nr. 11 Silicea
Tränensäcke		Nr. 10 Natrium sulfuricum
Übelkeit	allgemein	Nr. 3 Ferrum phosphoricum Nr. 5 Kalium phosphoricum Nr. 6 Kalium sulfuricum Nr. 8 Natrium chloratum Nr. 10 Natrium sulfuricum

Anwendungen	Differenzierung	Mineralstoffe (Nummer)
	Reiseübelkeit	**Nr. 5 Kalium phosphoricum** Nr. 8 Natrium chloratum **Nr. 9 Natrium phosphoricum** Nr. 22 Calcium carbonicum
	durch Hunger	Nr. 9 Natrium phosphoricum
	nach dem Essen	Nr. 4 Kalium chloratum Nr. 6 Kalium sulfuricum
	vor Aufregung	Nr. 7 Magnesium phosphoricum
Überanstrengung		Nr. 2 Calcium phosphoricum **Nr. 3 Ferrum phosphoricum** **Nr. 5 Kalium phosphoricum** Nr. 7 Magnesium phosphoricum Nr. 8 Natrium chloratum
Überbein (Ganglion)		**Nr. 1 Calcium fluoratum** Nr. 9 Natrium phosphoricum Nr. 11 Silicea Nr. 22 Calcium carbonicum
Übergewicht		Nr. 4 Kalium chloratum Nr. 8 Natrium chloratum Nr. 9 Natrium phosphoricum Nr. 10 Natrium sulfuricum Nr. 12 Calcium sulfuricum Nr. 23 Natrium bicarbonicum
Übersäuerung		Nr. 8 Natrium chloratum Nr. 9 Natrium phosphoricum Nr. 10 Natrium sulfuricum Nr. 23 Natrium bicarbonicum
Umknicken der Knöchel		**Nr. 1 Calcium fluoratum** Nr. 5 Kalium phosphoricum Nr. 8 Natrium chloratum Nr. 9 Natrium phosphoricum Nr. 11 Silicea

Anwendungen	Differenzierung	Mineralstoffe (Nummer)
Venen	hervortretende Venen an Brust, Bauch und Beinen	Nr. 1 Calcium fluoratum Nr. 4 Kalium chloratum Nr. 9 Natrium phosphoricum Nr. 11 Silicea
Verbrennungen		Nr. 3 Ferrum phosphoricum Nr. 8 Natrium chloratum Äußerlich als Teilbad oder Breiauflage
Verletzungen		**Nr. 3 Ferrum phosphoricum** Nr. 5 Kalium phosphoricum Nr. 8 Natrium chloratum
Verstauchung		**Nr. 1 Calcium fluoratum** Nr. 2 Calcium phosphoricum **Nr. 3 Ferrum phosphoricum** Nr. 5 Kalium phosphoricum Nr. 8 Natrium chloratum Nr. 9 Natrium phosphoricum Nr. 11 Silicea
Verstopfung		Nr. 3 Ferrum phosphoricum Nr. 8 Natrium chloratum Nr. 10 Natrium sulfuricum
	zusätzlich, bei Blähungen Anwendung 3 x täglich	Nr. 7 Magnesium phosphoricum als „Heiße Sieben“
Wachstum	allgemein	**Nr. 2 Calcium phosphoricum** Nr. 5 Kalium phosphoricum Nr. 8 Natrium chloratum
	Wachstumsschmerzen	Nr. 1 Calcium fluoratum **Nr. 2 Calcium phosphoricum** Nr. 7 Magnesium phosphoricum Äußerlich als Crememischung

Anwendungen	Differenzierung	Mineralstoffe (Nummer)
	Wachstumsstörungen	Nr. 2 Calcium phosphoricum Nr. 4 Kalium chloratum Nr. 7 Magnesium phosphoricum Nr. 15 Kalium jodatum Nr. 21 Zincum chloratum
Wasser- ansammlungen		Nr. 10 Natrium sulfuricum
Warzen		Nr. 4 Kalium chloratum Nr. 10 Natrium sulfuricum
	bei Verhärtungen	Nr. 1 Calcium fluoratum Äußerlich als Breiauflage, Bad und/ oder Crememischung
Wirbelkörper- entzündung		Nr. 2 Calcium phosphoricum **Nr. 3 Ferrum phosphoricum** Äußerlich als Breiauflage
Wucherungen		Nr. 2 Calcium phosphoricum Nr. 9 Natrium phosphoricum Nr. 11 Silicea
Wundversorgung (Schürf/Schnitt/ Stichwunde)		Äußerlich als Breiauflage **Nr. 3 Ferrum phosphoricum** **Nr. 5 Kalium phosphoricum** **Nr. 8 Natrium chloratum** Nr. 21 Zincum chloratum
	chronisch zusätzlich	Nr. 1 Calcium fluoratum Nr. 3 Ferrum phosphoricum Nr. 9 Natrium phosphoricum Äußerliche Anwendung als Bad und Crememischung

Anwendungen	Differenzierung	Mineralstoffe (Nummer)
Wutanfälle		**Nr. 2 Calcium phosphoricum** **Nr. 7 Magnesium phosphoricum** **Nr. 10 Natrium sulfuricum** Nr. 14 Kalium bromatum
Zähne	allgemein	Nr. 1 Calcium fluoratum Nr. 2 Calcium phosphoricum Nr. 7 Magnesium phosphoricum Nr. 8 Natrium chloratum
	Karies	Nr. 1 Calcium fluoratum Nr. 2 Calcium phosphoricum
	Schmerzen	**Nr. 3 Ferrum phosphoricum** Nr. 5 Kalium phosphoricum **Nr. 7 Magnesium phosphoricum**
	Zahnfleischbluten	Nr. 5 Kalium phosphoricum
Zerrung		**Nr. 1 Calcium fluoratum** **Nr. 3 Ferrum phosphoricum** Nr. 5 Kalium phosphoricum **Nr. 8 Natrium chloratum**
Zittern der Hände		Nr. 21 Zincum chloratum
Zuckungen		Nr. 11 Silicea Notwendig bei längerer Anwendung: Nr. 9 Natrium phosphoricum
	Lidzuckung	Nr. 5 Kalium phosphoricum Nr. 7 Magnesium phosphoricum Nr. 9 Natrium phosphoricum Nr. 11 Silicea
	Muskelzuckung	Nr. 2 Calcium phosphoricum Nr. 7 Magnesium phosphoricum Nr. 9 Natrium phosphoricum Nr. 11 Silicea Nr. 21 Zincum chloratum

Adressen, die weiterhelfen

European Institute for Biochemistry of Dr. Schüßler (EBS)

Deutschland: Institut für Biochemie nach Dr. Schüßler (D)
Leitung: Margit Müller-Frahling
www.institut-fuer-biochemie.de
info@institut-fuer-biochemie.de

Niederlande: Instituut voor Celzouttherapie
Leitung: Lysbeth Mulder
www.celzouten.nl
info@celzouten.nl

Schweiz: Institut für Biochemie nach Dr. Schüßler (CH)
Leitung: Jo Marty
www.bmo.ch
jm@bmo.ch

new minerals
Arnsberger Str. 14
59759 Arnsberg
Fax: 03222/ 3946452
post@new.minerals.de

Von den Autorinnen ist bereits erschienen

- Müller-Frahling, M.: Im-Puls des Lebens. Mineralstoffe nach Schüßler, Lingen Verlag, Köln, 22. Auflage 2015
- Müller-Frahling, M., Schulte, B.: Schüßler-Salze in Schwangerschaft und Stillzeit, Lingen Verlag, Köln 2014
- Müller-Frahling, M., Schulte, B.: Schüßler-Salze für Körper, Geist und Seele, Lingen Verlag, Köln 2015
- Müller-Frahling, M., Schulte, B.: Schlank werden und bleiben. Schüßler-Salze. Aufbruch in ein leichteres Leben, Lingen Verlag, Köln 2014
- Müller-Frahling, M., Kasperzik, B.: Biochemie nach Dr. Schüßler, Grundlagen, Praxis, Antlitzanalyse, Deutscher Apotheker Verlag, Stuttgart 2011
- Müller-Frahling, M., Kasperzik, B.: Ergänzungsmittel der Biochemie nach Dr. Schüßler, Deutscher Apotheker Verlag, Stuttgart 2008
- Müller-Frahling, Margit: mindCards: Schüßler-Salze. Basismittel. Deutscher Apotheker Verlag, 2. Aufl. Stuttgart 2011
- Müller-Frahling, Margit: mindCards: Schüßler-Salze. Ergänzungsmittel. Deutscher Apotheker Verlag Stuttgart 2010
- Müller-Frahling, Margit: Fachhörbuch: Schüßler-Salze aus der Apotheke. Deutscher Apotheker Verlag Stuttgart 2009
- Beatrix Schulte: Pilgern. Ein Wegbegleiter, Lingen Verlag, Köln 2010, als Ebook unter www.amazon.de
- Beatrix Schulte: Ich lasse los, also bin ich! Sheema Medien Verlag, Wasserburg/Inn 2011

Margit Müller-Frahling

Die Autorin ist Referentin, Ausbilderin und Fachjournalistin im Themenbereich „Biochemie nach Dr. Schüßler“. Nach ihrem Magister-Studium war sie zunächst in Betrieben und als Lehrkraft an einer Fachhochschule tätig. Mit Hilfe der Mineralstoffe nach Dr. Schüßler konnte sie krampfartige Zustände vollständig überwinden, die ihre Lebensqualität über Jahre maßgeblich eingeschränkt hatten. Seit diesem Zeitpunkt beschäftigt sie sich mit den Mineralstoffen nach Dr. Schüßler. Sie gibt Ausbildungskurse zur „Mineralstoffberatung nach Dr. Schüßler“, hält Vorträge und Seminare im In- und Ausland. Darüber hinaus interessiert sie sich seit Jahren für ganzheitliche, natürliche Heilweisen und Gesundheitspflege und hat in den Bereichen Ernährungsberatung und Psychologie/Psychotherapie weitere Ausbildungen abgeschlossen. Sie ist Vorsitzende des „Netzwerk Gesundheit Hochsauerland“.

Adressen/Kurse

Margit Müller-Frahling
Institut für Biochemie nach Dr. Schüßler
Vorträge, Schulungen, Seminare, Ausbildungskurse

Tel.: 0049/2933/79710
Fax.: 0049/2933/79711

www.institut-fuer-biochemie.de
info@institut-fuer-biochemie.de

Beatrix Schulte

Die Autorin ist Philosophin (M.A.), NLP-Trainerin (dvnlp), Releasing-Coach, Mediatorin (fbk), Heilpraktikerin für Psychotherapie (hpg) und Lektorin. 2010 beendete sie die Ausbildung zur Pilgerbegleiterin in Österreich und ging danach auf der Via de la Plata zum Grab des Apostels Jakobus in Santiago de Compostela. Im gleichen Jahr erschien ihr Buch „Pilgern. Ein Wegbegleiter" im Lingen Verlag, Köln. Außerdem ist sie Autorin des Buches „Ich lasse los, also bin ich", erschienen im Sheema Medien Verlag, Wasserburg/Inn.

beatrix_schulte@web.de

Titelfoto: Thinkstock
Abbildungen: Archiv Margit Müller-Frahling, Lingen Verlag
Printed in EU

www.lingenverlag.de

153400